Isabelle Ihring

Weibliche Genitalbeschneidung

unrast transparent
geschlechterdschungel

UNRAST

Bibliografische Information der Deutschen Bibliothek:
Die Deutsche Bibliothek verzeichnet diese Publikation in der Deutschen Nationalbibliografie; detaillierte bibliografische Daten sind im Internet über http:// dnb.ddb.de abrufbar.

Isabelle Ihring
Weibliche Genitalbeschneidung

unrast transparent
geschlechterdschungel
Band 6

1. Auflage, August 2015
ISBN 978-3-89771-134-1

Postfach 8020, 48043 Münster – Tel. (0251) 66 62 93
info@unrast-verlag.de – www.unrast-verlag.de
Mitglied in der assoziation Linker Verlage (aLiVe)
Umschlag: Unrast Verlag
Satz: Unrast Verlag
Druck: Interpress

Inhalt

Einleitung

Im vorliegenden Buch wird das Phänomen weiblicher Genitalbeschneidung aus unterschiedlichen Perspektiven betrachtet. Bevor jedoch konkret darauf eingegangen wird, was weibliche Genitalbeschneidung ist, welche Konsequenzen sich aus dem Eingriff ergeben können und wie die Sichtweise der Betroffenen darauf ist, soll vorab auf die Begrifflichkeit eingegangen werden. Zur Bezeichnung des Eingriffs werden unterschiedliche Begriffe herangezogen, die von ›Beschneidung‹ über ›weibliche Beschneidung‹ bis hin zu ›weibliche Genitalverstümmelung‹ oder englischen Begrifflichkeiten wie ›Female Genital Cutting‹ (FGC) oder ›Female Genital Mutilation‹ (FGM) variieren. Zudem existieren einheimische Bezeichnungen, die sich je nach Land und Sprache voneinander unterscheiden, zumeist aber keinerlei Bezug zu dem Eingriff aufweisen. Der Begriff ›Female Genital Mutilation‹, zu Deutsch ›weibliche Genitalverstümmelung‹, wird bis heute kontrovers diskutiert. Geprägt wurde der Begriff von afrikanischen, selbst von der Praktik betroffenen Aktivistinnen mit dem Ziel, weltweit darauf hinzuweisen, dass es sich um einen schwerwiegenden und nicht rückgängig zu machenden Eingriff handelt, der nicht mit der männlichen Beschneidung vergleichbar oder gar gleich zu setzen ist. Der Begriff hat sich in den 1990er Jahren sowohl beim Inter-African Committee (IAC) wie auch bei den Vereinten Nationen durchgesetzt. Mittlerweile jedoch ist zu beobachten, dass der Begriff ›weibliche Genitalbeschneidung‹ sowohl in Publikationen als auch in politischen Diskussionen wieder stärker dominiert. Dies hängt damit zusammen, dass sich viele Betroffene von dem Bild der ›verstümmelten Frau‹ distanzieren wollen, da sie sich von diesem stark stigmatisiert und auf ihre Genitalien reduziert fühlen. Diese Frauen lehnen den Begriff ›Verstümmelung‹ ab und wollen auch nicht als ›verstümmelt‹ bezeichnet werden. Betroffene, die diese Meinung vertreten, identifizieren sich stärker mit dem Begriff ›Beschneidung‹ oder der Tatsache ›beschnitten zu sein‹ und halten an dieser eher neutralen, weniger wertenden Form fest. In den einzelnen Ländern finden Begriffe Verwendung, die häufig nichts mit dem Eingriff zu tun haben. Auf Somali gibt es zwei Bezeichnungen: ›Gudniin‹ heißt ›Beschneidung‹ der zweite Begriff ›Halaaleyn‹ bedeutet ›bereinigen, rein machen‹. Mädchen sind erst ›rein‹, wenn die Klitoris entfernt wurde: Mit Klitoris würden sie in die Hölle kommen, so die damit zusammenhängende Begründung. In der vorliegenden Arbeit wird der Begriff ›Genitalbeschneidung‹ verwendet, da die im Rahmen der Forschung durchgeführten Interviews mit somalischen Frauen und Männern gezeigt haben, dass die Mehrheit der Interviewten selbst diesen Begriff wählt, sich selbst demnach nicht als ›verstümmelt‹ betrachtet. Begriffe wie ›Female Genital Mutilation‹ (FGM) oder ›weibliche Genitalverstümmelung‹ werden somit nur im Rahmen von Zitaten Verwendung finden.

Bei weiblicher Genitalbeschneidung handelt es sich um eine sehr alte Praktik, von der angenommen wird, dass sie ihren Ursprung in Ägypten hat (Hulverscheidt 2002:25). Auch in Europa wurde weibliche Genitalbeschneidung durchgeführt. Es entwickelte sich eine Medizin, die die Beschneidung des weiblichen Genitals unter gewissen Umständen als notwendigen Eingriff ansah. Ihren Höhepunkt fanden die Beschneidungen des weiblichen Genitals in der zweiten Hälfte des 19. bis Mitte des 20. Jahrhunderts. Diese Zeit wurde von der Vorstellung geprägt, Masturbation sei ein krankhaftes, zu behandelndes Phänomen. Es wurden zahlreiche Gründe (z.B. lesbische Neigungen, Hysterie) gefunden, die die Beschneidung des weiblichen Genitals medizinisch notwendig machten. Diese Vorstellungen hielten sich bis ins 20. Jahrhundert. So empfahl die katholische Kirche noch bis Mitte des 20. Jahrhunderts diese Art Eingriffe. Auch in medizinischen Lehrbüchern wurde Masturbation bis in die 1970er Jahre des als Krankheit benannt (ebd.). Der kurze Rückblick auf die Geschichte zeigt, dass es sich bei der Beschneidung der Genitalien keinesfalls um ein selten vorkommendes oder nur bestimmte Bevölkerungsgruppen oder -schichten betreffendes Phänomen handelt. Der operative Eingriff an den Genitalien ist ein weltweit verbreitetes Phänomen, das seit Jahrtausenden praktiziert wird.

Verschiedene Formen weiblicher Genitalbeschneidung

Die Weltgesundheitsorganisation (WHO) hat Genitalbeschneidung definiert und in verschiedene Typen unterteilt. Sie definiert weibliche Genitalbeschneidung folgendermaßen:

> »Als Weibliche Genitalverstümmelung wird die teilweise oder vollständige Entfernung oder Beschädigung der äußeren weiblichen Geschlechtsorgane bezeichnet, wenn es dafür keine medizinische Indikation gibt.«

Nach Schätzungen der WHO sind weltweit ca. 140 Million Mädchen und Frauen betroffen, weitere drei Millionen sind von der Praktik bedroht. Die WHO unterscheidet vier Typen der genitalen Beschneidung bei Frauen:

Typ I (Klitoridektomie): die partielle oder vollständige Entfernung der Klitoris
Typ II (Exzision): die teilweise oder vollständige Entfernung der Klitoris sowie die teilweise oder vollständige Entfernung der inneren Labien.
Typ III (Infibulation): die Entfernung der inneren Labien und der inneren Schichten der äußeren Labien, mit oder ohne Entfernung der Klitoris. Die Innenseiten der Schamlippen werden anschließend miteinander vernäht. Zurück verbleibt den Mädchen und Frauen eine kleine Öffnung, durch die Urin und Menstruationsblut austreten kann.
Typ IV: darunter fallen alle weiteren Praktiken ohne medizinische Indikation, die die inneren oder äußeren Genitalien verletzen oder verändern (z. B. Piercen der Klitorishaut oder Dehnen der Labien).

Verbreitet ist die Praktik besonders in afrikanischen Ländern und zieht sich wie ein Gürtel von West- nach Ostafrika, im Norden praktizieren ebenfalls manche Bevölkerungsgruppen den Eingriff, im Süden Afrikas hingegen nicht. Doch auch in Arabisch geprägten Ländern, unter irakischen Kurden und in verschiedenen Regionen Asiens und des Mittleren Ostens werden

Mädchen beschnitten. In Somalia sind 98 Prozent aller Mädchen und Frauen beschnitten, die Mehrheit infibuliert. Durch Migration von weiblicher Genitalbeschneidung praktizierenden Bevölkerungsgruppen, hat sich die Praktik auch in Europa oder Nordamerika zunehmend verbreitet.

Mögliche Konsequenzen weiblicher Beschneidung

Da der Fokus im vorliegenden Band auf somalischen Mädchen und Frauen liegt und diese überwiegend von Typ III, der Infibulation, der schwersten Form betroffen sind, wird dieser Beschneidungstyp im Folgenden im Vordergrund stehen. Dennoch soll an dieser Stelle betont werden, dass nicht jede infibulierte Frau zwingend vom gesamten Ausmaß der Folgen betroffen sein muss. Die Wahrscheinlichkeit, dass infibulierte Frauen jedoch von manchen Folgen häufiger betroffen sind als Frauen, die auf weniger schwerwiegende Weise beschnitten wurden, ist höher. Die physischen Konsequenzen des Eingriffs sind mittlerweile detailliert durch Studien belegt, während umfassende Studien zu den psychischen Konsequenzen und den Auswirkungen auf das sexuelle Erleben und Empfinden betroffener Frauen fehlen.

Die akuten, also unmittelbar während des Eingriffs auftretenden Konsequenzen, sind vielschichtig und werden nachfolgend stichpunktartig aufgezählt.

- Enorme Schmerzen
- Hoher Blutverlust
- Schockzustände oder Anämien, die im schlimmsten Fall zum Tod führen können
- Verletzung umliegender Organe (wie beispielsweise die Analmuskulatur und/oder die Harnröhre)
- Inkontinenz
- Wenn die Mädchen sich stark zur Wehr setzen: Knochenbrüche, ausgekugelte Schultergelenke und/oder Zungenbisse
- Unsterile Bedingungen erhöhen das Risiko von Infektionen (Sepsis, Wundbrand, Wundstarrkrampf, Hepatitis oder HIV)

(Vgl. Bauer/Hulverscheidt 2003; Vgl. Bundesärztekammer 2013).

Unter chronischen Konsequenzen werden all die Auswirkungen zusammengefasst, die die Frauen langfristig begleiten können. Studien zeigen, dass infibulierte Frauen häufiger von chronischen Konsequenzen betroffen sind als Frauen die auf eine weniger invasive Form beschnitten wurden.

- Infektionen der Harnorgane (zum Beispiel chronische Harnwegsinfekte, Infekte des kleinen Beckens und der Nieren), der Scheide, der Gebärmutter und der Eileiter
- Sterilität aufgrund der Verklebung chronisch entzündeter Eileiter
- Hämatokolpos (die verbliebene vaginale Öffnung ist nicht groß genug, um das Abfließen des Menstruationsblutes und Urins ausreichend zu gewährleisten, Blut und Urin stauen sich und führen zum Anschwellen des Bauches)
- starke Menstruationsbeschwerden
- Abszessbildung an der Narbe
- starker Wuchs von Narbengewebe (Keloidbildungen), das zur Verengung der Harnwege oder Vagina führt und zu Schmerzen beim Geschlechtsverkehr
- Fistelbildung (Folge, dass Urin oder Stuhl durch die Scheide abgehen und die Frau keinerlei Kontrolle mehr über diesen Vorgang hat)
- erschwerte Geburten bis hin zum kompletten Stillstand des Geburtsvorganges
- Erhöhte Mütter- und Kindersterblichkeit
- Zysten, die aufgrund der Verzögerung des Geburtsverlaufes entstehen können

(Vgl. Bauer/Hulverscheidt 2003; Vgl. Bundesärztekammer 2013)

Bevor darauf eingegangen wird, welche Auswirkungen sich aus dem Eingriff möglicherweise für die weibliche Sexualität ergeben, soll angemerkt werden, dass es sich beim Thema Sexualität um ein Thema handelt, das je nach kulturellem Hintergrund unterschiedlich ge- und erlebt wird. Das bedeutet, dass die sexuelle Erregbarkeit einer Frau nicht zwingend mit der Klitoris verbunden sein muss. Frauen, deren Klitoris ganz oder teilweise entfernt wurde, die Orgasmusfähigkeit abzusprechen, wäre anmaßend, da sexuelle Erregung und Befriedigung nicht allein über die Genitalien, sondern über das Gehirn gesteuert werden. Doch kommt bei infibulierten Frauen hinzu, dass nicht allein die Klitoris beschnitten wurde, sie wurden nach dem Eingriff zusätzlich vernäht. Die verbleibende Öffnung ist oft sehr klein, vaginaler Geschlechtsverkehr demnach nicht ohne weiteres möglich. Bei infibulierten Frauen ist daher die Chance größer, Schwierigkeiten beim vaginalen Geschlechtsverkehr zu haben. Dennoch darf kein generell unerfülltes Sexualleben unterstellt werden, da sexuelles Empfinden und sexuelle Freuden auch auf andere Weise erlebt werden können und weder eine vollständige Klitoris noch vaginaler Geschlechtsverkehr dafür grundsätzlich nötig sind. Die Vorstellung, sexuelle Erregbarkeit und Empfindsamkeit würde vornehmlich von der Stimulation der Klitoris abhängen, ist eine sehr ›westlich‹ geprägte Vorstellung. Unter der Bezeichnung ›westlich‹ wird in diesem Kontext die Definition von Stuart Hall (1994) verstanden, in der er den ›Westen‹ als ein aus der Geschichte hervorgegangenes Konstrukt beschreibt. Mithilfe dieses Konstrukts kreiert sich Europa eine Identität, die in Abgrenzung zu den ›Anderen‹ steht und nichts mit der geographischen Verortung bestimmter Länder zu tun hat. Europa, beziehungsweise der ›Westen‹, wird darin mit Zuschreibungen wie ›modern‹ und ›entwickelt‹ beschrieben, während ›nicht-westliche‹ Gesellschaftsformen im Gegensatz dazu als ›unterentwickelt‹ und ›unmodern‹ gekennzeichnet werden.

Dennoch sorgt die zu kleine Öffnung infibulierter Frauen dafür, die vaginale Penetration zu erschweren, was insbesondere beim ersten Geschlechtsverkehr für große Schmerzen sorgen kann. Nicht selten ist der vaginale Verkehr daher nicht ohne Hilfsmittel möglich, da das männliche Glied allein zum Weiten des starren Narbengewebes nicht ausreicht. Das gewaltsame Eindringen führt zu weiteren Schmerzen, Narbenrissen, Infektionen und Keloidbildungen. Frauen, die auf gewaltsame Weise geöffnet werden müssen, erleben Sexualität in erster Linie als Schmerz. Es ist daher fraglich, ob diese Frauen den Geschlechtsverkehr künftig genussvoll erleben können. Dennoch sind Aussagen in

Bezug auf die Orgasmusfähigkeit der Frauen kaum möglich, da ein Orgasmus von mehr als dem Vorhandensein einer unversehrten Klitoris abhängt. Wie stark Frauen sich davon negativ beeinträchtigt fühlen, kann von außen nicht bewertet werden. Manche Frauen geben an, ein erfülltes Sexualleben zu haben, andere wiederum betrachten den Akt als notwendiges Übel, das der sexuellen Befriedigung des Ehemannes und der Zeugung von Nachwuchs dient.

Zu den möglichen psychischen Konsequenzen weiblicher Genitalbeschneidung existieren kaum Studien, weshalb nachfolgend nur in Kürze auf mögliche psychische Auswirkungen eingegangen wird. Die wenigen Studien, die existieren, zeigen, dass sich die Mädchen emotional zurückziehen, ruhiger und introvertierter werden. Manche Frauen litten unter Panikattacken (zum Beispiel beim Anblick von Gegenständen, die sie an den Tag ihrer Beschneidung erinnern), Depressionen und Angststörungen, sowie mangelndem Selbstbewusstsein und -vertrauen, psychosomatischen Folgen, sexuellen Störungen und Aggressionen (Vgl. Bauer/Hulverscheidt 2003). Auch die Bundesärztekammer spricht von einem »schwerwiegenden unauslöschbaren körperlichen und seelischen Trauma« (Bundesärztekammer 2013), das sich unter anderem im Vertrauensverlust der Mädchen gegenüber Bezugspersonen äußern kann. Die Verletzungen der Seele werden jedoch von Betroffenen wenig benannt, weshalb fundierte Aussagen zu den psychischen Folgen weiblicher Beschneidung oft nicht möglich sind.

Abschließend stellt sich die Frage, weshalb weibliche Genitalbeschneidung praktiziert wird. Es existieren mögliche Begründungsmuster, die in der Literatur vermehrt wiederzufinden sind. Begründungen wie weibliche Genitalbeschneidung sei Teil der ›Kultur‹ oder würde von Männern gefordert, werden zur Rechtfertigung in der Literatur genannt. Es ist jedoch darauf hinzuweisen, dass es sich dabei um Literatur handelt, die aus ›westlich‹, häufig feministisch geprägter Perspektive heraus das Phänomen weiblicher Genitalbeschneidung beschreibt und bewertet. Gerade aus feministischer Perspektive wird weibliche Genitalbeschneidung teilweise als Beispiel benutzt, um die Unterdrückung der Frau durch patriarchale Systeme zu verdeutlichen. Diese Perspektive deckt sich jedoch nicht zwingend mit der aller betroffener Frauen, da diese sich in der Regel weder als ›Opfer‹ noch als ›verstümmelt‹ betrachten. Letztendlich lässt sich diese Frage nicht eindeutig beantworten, da über die letzten Jahrhunderte viele Erklärungsmuster zur Rechtfertigung der Praktik entstanden sind. Tatsache ist, dass weibliche Genitalbeschneidung noch bis heute fester Bestandteil einiger Bevölkerungsgruppen ist und sich als notwendige Praktik in den Köpfen der Menschen etabliert hat.

Gesetzgebung

In der Mehrzahl der afrikanischen Länder, in denen weibliche Beschneidung praktizierende Bevölkerungsgruppen leben, existieren Gesetze, die die Praktik verbieten (Vgl. Kalthegener 2003). In einigen Ländern fällt die Praktik unter Körperverletzung oder schwere Körperverletzung, weil kein eigenständiger Paragraph formuliert wurde. Die Beobachtungen der letzten Jahrzehnte zeigen aber, dass Mädchen allein durch die in ihrem Heimatland bestehenden Gesetz nicht zwingend vor Genitalbeschneidung geschützt sind. Die Umsetzung der Gesetze gestaltet sich teilweise schwierig, was zum einen an mangelndem Wissen innerhalb der Bevölkerung bezüglich der gesetzlichen Regelung liegt, zum anderen auch daran, dass die gesetzlichen Regelungen ignoriert werden. Des Weiteren bewirken Gesetze allein nicht, dass Menschen den Eingriff zu hinterfragen beginnen. Parallel zu den gesetzlichen Regelungen bedarf es Maßnahmen, die einen Prozess des Umdenkens bei den Menschen anregen, um Mädchen in Zukunft vor Beschneidung zu schützen.

Seit 2001 hat das Europäische Parlament die einzelnen Mitgliederstaaten aufgefordert, gemeinsam an einem Gesetz zu arbeiten, das Mädchenbeschneidung verbietet (Vgl. Kalthegener 2003). Die Länder, die ein solches Gesetz zuerst verabschiedet haben, sind Belgien, Dänemark, England, Italien, Norwegen, Österreich, Schweden und Spanien, bei den restlichen Staaten fiel weibliche Genitalbeschneidung unter Körperverletzung – so wie lange Zeit auch in Deutschland. Im Jahr 2012 wurde dann in der Schweiz ein entsprechendes Gesetz verabschiedet, 2013 eines in Deutschland. Doch auch in Europa gestaltet sich die Umsetzung der rechtlichen Regelungen schleppend und Studien zeigen, dass mithilfe von Gesetzen alleine weibliche Genitalbeschneidung nicht abzuschaffen sein wird.

Noch bis heute ist drohende weibliche Genitalbeschneidung kein anerkannter Fluchtgrund. Begründet wird diese Entscheidungen unter anderem damit, dass in den jeweiligen Heimatländern genitale Beschneidung von Mädchen und Frauen verboten sei, Frauen demnach auch im Heimatland ausreichend geschützt seien – eine Einschätzung, die an der Realität vorbei geht. Laut Bundesamt für Statistik kann zwar Gemäß § 3 AsylVfG eine Flüchtlingsanerkennung erfolgen, wenn eine drohende Verfolgungsgefahr wegen der Zugehörigkeit zu einer bestimmten sozialen Gruppe festgestellt wird und die Verfolgungshandlung allein an das Geschlecht geknüpft ist (vgl. § 3b Abs. 1 Nr. 4 AsylVfG 1992), doch hängt die Prüfung vom Einzelfall ab. Aus diesem Grund sind generelle Aussagen zu den Erfolgsaussichten eines entsprechenden Antrags aufgrund einer (drohenden) Genitalverstümmelung nicht möglich.

Da im Rahmen dieses Buches der Fokus auf der Bevölkerungsgruppe der Somalis liegt, wird nachfolgend in Kürze auf die Politik und Gesellschaft in Somalia eingegangen. Die Darstellung dient einem Überblick, der beim Verständnis der durchgeführten Interviews hilft und die hohe Zahl somalischer Flüchtlinge weltweit erklärt. Des Weiteren wird auch die eingeschränkte gesellschaftliche Teilhabe von Frauen in Somalia aufzeigt, die letztlich zum Erhalt weiblicher Genitalbeschneidung beiträgt.

Politische und gesellschaftliche Situation in Somalia

Somalia liegt an der Ostküste, am Horn von Afrika, und wird von ca. acht Millionen Menschen bewohnt. Es blickt auf eine Kolonialzeit zurück, die Spuren hinterlassen hat, die noch bis heute beispielsweise in der Aufteilung des Landes zu erkennen sind. Nach einem Militärputsch 1969 kam Maxamed Siyaad Barre an die Macht, der das Land in diktatorischem Stil führte, bis er Anfang 1991 gestürzt wurde. Seitdem ist Somalia überschattet von einem Bürgerkrieg zwischen tief verfeindeten Klans und Kriegsherren, die um die politische und religiöse Vorherrschaft streiten. 2011 gelang es der Übergangsregierung und Truppen der Afrikanischen Union (AMISOM) die fundamentalistischen Gruppierungen aus der Hauptstadt zu verdrängen, im selben Jahr wurde Xasan Sheekh Maxamuud als Ministerpräsident vereidigt. Seither wird versucht, das Land zu befrieden, was jedoch immer wieder von Rückschlägen begleitet ist. Der lang andauernde Bürgerkrieg und die daraus resultierende politische Instabilität sowie die wirtschaftliche und soziale Misere im Land haben zur Folge, dass sich Somalia unter den zehn Hauptflüchtlingsländern der Welt befinden. Unter den Hauptaufnahmeländern liegen neben Kenia und Äthiopien auch europäische Länder, die USA und Kanada.

Die Gesellschaft Somalias ist von einem sehr alten Klanwesen geprägt. Das Klansystem bietet seinen Mitgliedern einen geschützten Rahmen, doch diejenigen, die nicht Teil des Systems sind oder einem weniger einflussreichen Klan angehören, werden benachteiligt und ausgeschlossen (vgl. Dini 2008). Im gesamten Klanwesen spielen ausschließlich männliche Vorfahren und Mitglieder eine Rolle: sie geben den Namen und die Klanzugehörigkeit an die Kinder weiter. Das Oberhaupt eines Klans ist männlich und nur Männern ist es vorbehalten, ein Leben lang Mitglied des Klans zu sein und dessen umfassende Privilegien zu genießen. Mädchen und Frauen kommen in dieser Hierarchie an zweiter Stelle, da sie zwar zeitweilig ebenfalls

Mitglied des Klans sind, jedoch damit gerechnet werden kann, dass sie einen Mann eines anderen Klans heiraten werden. Wen die Frauen heiraten, entscheiden die Klanführer. Die somalische Politikwissenschaftlerin Shukria Dini führte in den Jahren 1999, 2005 und 2006 Feldforschungen in verschiedenen kenianischen Flüchtlingslagern durch und führte Interviews mit somalischen Frauen mit dem Ziel, die Position der Frauen in der somalischen Gesellschaft, die von Krieg und Hunger gekennzeichnet ist, zu erkunden. Ihre Forschungen ergaben, dass somalische Familien selbst in Kriegszeiten an patriarchal geprägten Strukturen festhalten. In diesen genießen die Männer hohes Ansehen, schon kleine Jungen werden den Mädchen vorgezogen. Mädchen und Frauen haben nur wenige Rechte, ihnen wird wenig Aufmerksamkeit zuteil und sie haben kaum Zugang zu Privilegien. So gehört auch Schulbildung zu einem Privileg, das Mädchen meist vorenthalten wird. Es existieren zudem Gepflogenheiten, die die Rechte der Frauen massiv verletzen. So werden beispielsweise Frauen an verfeindete Klans verschenkt, um weitere kriegerische Auseinandersetzungen zu vermeiden. Dieser Brauch geht laut Dini auf das sehr alte Nomadenrecht zurück, das in Hirtengesellschaften wie der somalischen vorherrscht. Hintergrund dieses Brauches ist die Wiedergutmachung begangener Taten, bei denen vom verfeindeten Klan Männer ums Leben gekommen sind. Die verschenkte Frau kann mit ihrer Gebärfähigkeit dafür sorgen, dem Klan wieder neue männliche Mitglieder zu gebären. Die Frauen, die als Wiedergutmachung verschenkt werden, verfügen im verfeindeten Klan über wenig Ansehen, nicht selten sind sie von »Gewalt und Misshandlung« (Dini 2008:104) betroffen, insbesondere, wenn sie nicht, wie von ihnen erwartet, den erwünschten männlichen Nachwuchs gebären. Die Ursache für Gewalt und Unrecht gegen Mädchen und Frauen in Somalia ist aus Dinis Sicht eine Mischung aus Fehlinterpretationen des Korans (insbesondere des islamischen Rechts, der Scharia) und den patriarchalen Strukturen, die sowohl das Klanwesen als auch das Nomadenrecht kennzeichnen.

Migration und Migrationspolitik

Nachfolgend wird die Entwicklung der Migrationspolitik der Einwanderungsländer Deutschland, Schweiz, England und Italien dargestellt. Diese ist im Kontext weiblicher Genitalbeschneidung von Bedeutung, da es sich bei betroffenen und bedrohten Mädchen und Frauen um Migrantinnen oder Geflüchtete handelt, die direkt von der Migrationspolitik des jeweiligen Einwanderungslands betroffen sind. Vor den wesentlichen Aspekten der Migrationspolitik der genannten Einwanderungsländer soll jedoch in Kürze auf den Begriff ›Migration‹ eigegangen werden, um zu verdeutlichen, dass es sich nicht um einen neutralen Ausdruck zur Beschreibung weltweiter Wanderbewegungen handelt. Definiert wird Migration als »die auf einen längerfristigen Aufenthalt angelegte räumliche Verlagerung des Lebensmittelpunktes von Individuen, Familien, Gruppen oder auch ganzen Bevölkerungsgruppen« (Oltmer 2013: 31). Die geographische Veränderung von Menschen findet aus unterschiedlichen Beweggründen statt, sogenannte Zwangsmigrationen, d.h. Ab- oder Auswanderung aufgrund von Krieg, politischer oder religiöser Verfolgung bilden darunter die Ausnahmen. Unabhängig davon, in welchem Kontext der Begriff Migration gebraucht wird, handelt es sich um ein Phänomen, dass von großer Kontrolle geprägt sowie eng mit territorialen Grenzziehungen und der grundsätzlichen Frage nach Zugehörigkeit verbunden ist. Darunter fallen nicht nur nationalstaatliche Grenzen, sondern auch diejenigen, die Menschen innerhalb einer Gesellschaft als Zu- bzw. Nichtzugehörige einordnen. Der Blick auf die weltweit stattfindenden Wanderungsbewegungen der Menschen zeigt, dass die Binnenmigration, also die Wanderungen innerhalb der staatlichen Grenzen, am häufigsten vorkommt. In diesem Kontext wird jedoch nicht von Migration gesprochen, was darauf hinweist, dass die Bezeichnung ›Migrant_in‹ nicht primär die damit verbundene Wanderbewegung betont, »sondern eher den rechtlichen Status und eine vermutete und zugeschriebene Abweichung von Normalitätsvorstellung« (Mecheril 2004: 48).

Der Begriff ›Migrant_in‹ wurde ursprünglich von Migrantenorganisationen geprägt, die mit dieser Benennung Abstand von dem Begriff ›Ausländer_in‹ nehmen wollten. Je nachdem in welchem Kontext der Begriff benutzt wird, fokussiert er unterschiedliche Aspekte, weshalb er nicht eindeutig zu definieren ist. Im Kontext interkultureller Pädagogik verweist Mecheril (2004) darauf, dass die Bezeichnung ›Migrant_in‹ »von Diskursen um Identität, Fremdheit, ethnischen und kulturellen Differenzen hervorgebracht wird« (ebd.).

Betrachtet man die Migrationspolitik der genannten Einwanderungsländer kann zusammenfassend festgehalten werden, dass sich diese dadurch auszeichnet, Migration mit dem Ziel zu beschränken, nur die Einwander_innen in das Land zu lassen, die aufgrund ihrer beruflichen Qualifikationen oder ihrer finanziell gesicherten Lage dem Einwanderungsland von Vorteil sind. Durch Abschiebehaft von sogenannten ›illegalen‹ Einwander_innen wird Migration kriminalisiert. Aufgrund der Entwicklungen der vergangenen Jahrzehnte findet sich der Begriff ›Migrationsregime‹ zur Benennung oder Kennzeichnung der Systeme zunehmend wieder, da in diesem die ungleichen Machtverhältnisse, durch die die Migrationspolitik geprägt ist, zum Ausdruck kommen. Mithilfe des Begriffs ›Migrationsregime‹ soll auf das wechselseitige Verhältnis zwischen Migration und Nationalstaaten hingewiesen werden. Die Wirtschaftsmächte der Welt sorgen durch repressive Maßnahmen dafür, Einwanderung nach ihren Regeln zu kontrollieren. Trotz der repressiven Maßnahmen an den Außengrenzen der EU kann Zuwanderung aber nicht gänzlich verhindert werden, denn Flüchtlinge werden auch in Zukunft Wege finden, um aus den politischen oder sozialen Verhältnissen ihrer Heimat zu fliehen. Die in den Einwanderungsländern geführten Diskurse über Migration sorgen dafür, Migrant_innen als Belastung für die Sozialsysteme zu konstruieren, die in Form immenser ›Flüchtlingswellen‹ über Europa hereinbrechen. Diskurse dieser Art homogenisieren ganze Gruppen und stellen diese als potentielle Bedrohung für die jeweilige Mehrheitsgesellschaft dar, was sich beispielsweise in der deutschen Debatte um die Zuwanderung von Menschen aus

Rumänien oder Bulgarien im Jahr der Wahlen 2013 gezeigt hat. In dieser wurden Menschen generalisierend unter den Verdacht gestellt, nach Deutschland kommen zu wollen, um den deutschen Sozialstaat auszunutzen. In den Hintergrund rückte der differenzierte Blick, der zeigte, dass die Debatte nicht nur realitätsfern war, was die Zahlen belegen, sondern auch, dass es sich um eine diskriminierende Debatte handelte, die zur Ausgrenzung ganzer Bevölkerungsgruppen beitrug (Meier-Braun 2013: 15).

Theoretischer Rahmen

Die Betrachtung unterschiedlicher sozialwissenschaftlicher Theorien spielt ebenfalls eine wichtige Rolle. Die nachfolgend kurz dargelegten Theorien dienen nicht nur der theoretischen Rahmung des Buches, sie finden sich auch in der Analyse der Interviews mit den somalischen Interviewpartner_innen wieder. Insgesamt handelt es sich um vier theoretische Ansätze, die nachfolgend erläutert werden. Da der Diskurs um weibliche Genitalbeschneidung als Teil einer ›Kultur‹ immer wiederkehrt, wird auch auf diesen kurz eingegangen.

Postkoloniale Theorien

Bei den Postkolonialen Theorien handelt es sich nicht um eine Theorie, vielmehr setzen sie sich aus vielen unterschiedlichen theoretischen Beiträgen zusammen. Sie sind keiner spezifischen Fachrichtung zuzuordnen und können deshalb allen Fachrichtungen als theoretischer Ansatz oder Perspektive dienen.

Der Begriff ›postkolonial‹ ist nicht eindeutig definierbar und bleibt trotz vieler Definitionsversuche uneindeutig (Vgl. Castro Varela/Dhawan 2005). Je nachdem zu welcher Zeit der Begriff verwendet wird, fokussiert er unterschiedliche Phänomene, die sich aus dem Kolonialismus ergeben haben. Somit ist das Präfix ›post‹ nicht im wörtlichen Sinne als ›danach‹, also die Zeit nach der Unabhängigkeit kolonisierter Länder zu lesen. Vielmehr handelt es sich bei der Kolonialisierung um eine Geschichte, die nicht durch einen Anfangs- oder Endpunkt bestimmt werden kann, sondern sich bis in die heutige Zeit zieht, da immer wieder neue Wege gefunden werden, an die Ressourcen (Arbeitskräfte wie Rohstoffe) verschiedener Länder zu kommen, was mithilfe bestimmter Unterdrückungsformen durchgesetzt wird (Castro Varela/Dhawan 2005 : 24). Bei der Dekonstruktion kolonialer Geschichte betonen die Autor_innen außerdem, dass die gegenseitige Verstrickung kolonisierter Länder mit den Kolonialländern zu beachten ist. Die eng mit den Prozessen der

Kolonisierung verbundenen Macht- und Herrschaftsstrukturen, die sich hinter kolonialen Diskursen verstecken, stehen bei der Analyse der Geschichtsschreibung im Fokus.

Ein anschauliches Beispiel dafür, wie Diskurse zur Kolonialisierung beitragen, liefern die Analysen Edward M. Saids, der als einer der Vordenker postkolonialer Studien gilt. In Anlehnung an Foucault geht Said von Macht- und Hierarchieverhältnissen aus, die gesellschaftliche und wissenschaftliche Diskurse leiten und am Ende ein bestimmtes Bild des untersuchten Phänomens konstruieren. In seiner Studie »Orientalism« (1978, deutsch: Orientalismus, 2009) verdeutlicht er, wie sich ›der Orient‹ aus einer Konstruktion Europas beziehungsweise europäischer Forschungen heraus formt. Dieses vermeintlich objektive Bild des Orients wird aus Sicht sogenannter ›Orientexperten‹, aus europäischem Blickwinkel heraus konstruiert, verwissenschaftlicht und am Ende als ›Wahrheit‹ verbreitet. Said zeigt anhand dieses Beispiels, wie mithilfe machtvoller Diskurse die hegemonialen europäischen ›Kulturen‹ für die Herabstufung der orientalischen Welt sorgen, dadurch die Trennung zwischen Orient und Europa vorantreiben würden und somit die Kolonisierung des Orients vereinfachen (Castro Varela/Dhawan 2005 : 34).

In den Forschungen Spivaks, ebenfalls eine Vordenkerin Postkolonialer Studien, wiederum stehen die Aspekte ›gender‹, ›class‹ und ›race‹ im Mittelpunkt. Sie legt ihr Augenmerk auf sogenannte Frauen, die keiner hegemonialen Klasse angehören, politisch nicht organisiert, gesellschaftlich nicht vertreten sind und eher im ländlichen Raum leben. Aus Spivaks Sicht werden diese, sogenannten ›subalternen‹ Frauen in zweierlei Hinsicht ausgebeutet und unterdrückt: Einerseits werden sie wirtschaftlich vom Imperialismus und der Globalisierung ausgebeutet und andererseits erfahren sie die Unterdrückung in patriarchal geprägten Gesellschaftssystemen, was ihre Rechte gleichermaßen einschränkt. Spivak verdeutlicht dies am Beispiel der Witwenverbrennung. Laut Spivak würden Männer mit einer ›Tradition‹ wie der Witwenverbrennung Frauen für den Erhalt ihrer patriarchalen Strukturen instrumentalisieren, indem sie ihnen die Aufgabe übertragen, diese ›Tradition‹ an die nächste Generation weiterzugeben. Gleichzeitig diene die ›Tradition‹ der Witwenverbrennung im ›westlich‹ geprägten feministischen Diskurs als *das* Beispiel für Frauenunterdrückung. Einer indischen Frau, die mit dieser ›Tradition‹ lebt, sei es nicht möglich, sich unabhängig von diesen beiden entgegengesetzten Positionen zu verorten. Spricht sie sich für Witwenverbrennung aus, sorgt sie für den Erhalt des patriarchal geprägten Systems. Spricht sie sich dagegen aus, ordnet sie sich in den ›westlich‹ geprägten feministischen Diskurs ein, der mit dem Argument, die unterdrückten Frauen Indiens retten zu müssen, die (teilweise gewaltsame) Einmischung des ›Westens‹ legitimiert, um den Frauen eine Entwicklung nach ›westlichem‹ Beispiel zu ermöglichen. Witwenverbrennung würde auf diese Weise von ›westlichen‹ Feminist_innen nicht nur als Beispiel für die Unterdrückung indischer Frauen benutzt, sie würde gleichzeitig als Beispiel für die Rückständigkeit eines Landes herangezogen. Aus Spivaks Sicht seien ›subalterne‹ Frauen daher zum Schweigen verdammt, da ihre Stimme nicht gehört, sondern einem der beiden Systeme zugeordnet würde. Ihre Äußerungen würden aufgegriffen und dafür benutzt, die eigene Position zu legitimieren, während die Frauen selbst in diesem Prozess in den Hintergrund rückten. Dieses Phänomen ist auf beschnittene Frauen übertragbar. Die vermeintliche Solidarität ›westlicher‹ Feminist_innen mit beschnittenen Frauen ist ebenso fragwürdig, da auch der Diskurs über beschnittene Frauen lange Zeit davon geprägt war, den Betroffenen jegliche Handlungskompetenz und Entscheidungsfreiheit abzusprechen und sie als Opfer zu stigmatisieren. Ähnlich der Witwenverbrennung oder der teilweise sehr undifferenzierten Debatte um das Kopftuch, wird genitale Beschneidung von manchen ›westlichen‹ Feminist_innen zu *dem* Zeichen von Unterdrückung schlechthin erhoben, was sich auch in der Literatur niederschlägt. Ein Prozess, der Betroffene zu Stimmlosen macht und von der Konstruktion der ›Anderen‹ lebt.

Die Konstruktion der ›Anderen‹, das sogenannte ›Othering‹, ist ein Begriff, der ebenfalls von Spivak (1985) geprägt wurde und von Bedeutung ist. Spivak beschreibt damit den im kolonialen Diskurs zu beobachtenden Prozess der Abgrenzung von ›Anderen‹ als Notwendigkeit zur Konstruktion der eigenen Normalität (Castro Varela/Dhawan 2005 : 60). Somit werden die ›Anderen‹ erst durch diese kolonialen Diskurse konstruiert, in denen sich Machtpositionen derjenigen widerspiegeln, die diese Diskurse anführen. Anhand von Kategorien wie Religion, Nationalität oder Hautfarbe wird aus ›europäischer‹ Perspektive heraus ›fremd‹ konstruiert und in Abgrenzung zur eigenen Identität beschrieben. Das Sprechen über ›Andere‹ hat die Kolonialisierung bestimmter Gegenden der Welt durch die Europäer_innen ermöglicht, da diesem Prozess die Vorstellung zugrunde liegt, die ›Anderen‹ seien weniger entwickelt. Dieser Sprachgebrauch dient dazu, die eigene Vormachtstellung zu erhalten und auszubauen.

Kritische Weißseinsforschung

Die aus den Postkolonialen Studien hervorgegangene Kritische Weißseinsforschung stellt im Kontext der Migration beschnittener Frauen nach Europa eine wichtige Perspektive dar. Diese dem angloamerikanischen Raum entsprungenen Studien basieren auf einem Anfang der 1990er Jahre vollzogenen Perspektivwechsel, der zur Folge hatte, dass der Blick nicht länger nur auf die von Rassismus betroffenen Menschen gerichtet wurde, sondern auf diejenigen, die diesen Rassismus hervorbringen und davon profitieren (Arndt 2006 : 13). Das primäre Forschungsinteresse der Kritischen Weißseinsforschung liegt daher auf dem Weißsein, sowie den damit verbundenen hegemonialen Diskursen, die die Konstruktion bestimmter Kategorien hervorbringen. Wie in der Kritischen Weißseinsforschung üblich wird nachfolgend *weiß* klein und kursiv geschrieben und Schwarz groß. Im Zentrum steht die Frage, wie Schwarze und ›People of Color‹ von den bislang unmarkierten *weißen* konstruiert werden, mit welchen Zuschreibungen diese Konstruktionen verbunden sind und welche Machtverhältnisse sich dahinter verbergen. Da in diesem Zusammenhang der Begriff ›Rasse‹ eine Rolle spielt, soll er kurz betrachtet werden.

Auch der Begriff ›Rasse‹ wird als gesellschaftliche Konstruktion verstanden, die eng an die Definitionsmacht bestimmter gesellschaftlicher Gruppierungen geknüpft ist und zu keinem Zeitpunkt in der Geschichte als neutrale Beschreibung gedient hat. Stattdessen dient die Konstruktion von ›Rasse‹, in der *Weißen* eine vermeintlich natürliche überlegene Position zukommt, dazu, die Machtposition bestimmter Gruppierungen in der Welt zu legitimieren. Biologische Vorstellungen, wie beispielsweise der »Gedanke des Sozialdarwinismus, verstärkte[n] die Vorstellung noch, dass die Überlegenheit der *weißen* ›Rasse‹ Teil der natürlichen Ordnung sei«. Doch handelt es sich bei Menschen um »Produkte komplexer genetischer Vermischung [...], die aus Migration und Durchmischung über tausende von Jahren hervorgehen« (ebd.). Die Konstruktion von ›Rasse‹ wird zu einem Raster, durch das die Welt und die darin agierenden Subjekte gesehen, interpretiert und konstruiert werden. Laut Arndt handelt es sich hierbei um eine Strukturkategorie, die lange Zeit in Stillschweigen gehüllt wurde. In Abgrenzung zu den Ideologien des Kolonialismus und des Nationalsozialismus wurde nach dem Zweiten Weltkrieg dazu übergegangen, Weißsein und die damit verbundenen Privilegien nicht mehr zu thematisieren, sondern als Selbstverständlichkeit zu betrachten. Weißsein wurde auf diese Weise zu einer gesellschaftlichen Norm aus der heraus ›die Anderen‹ betrachtet und konstruiert wurden, ohne dass sich die Konstruierenden selbst hinterfragen mussten. So sei Rassismus zu einem »Ordnungsprinzip« (Eggers 2005:57) geworden, das sich in eng miteinander verbundenen Stufen manifestiere. Laut Eggers würden aus Sicht der *weißen* Gruppe Schwarze und ›People of Color‹ im Gegensatz zur Norm, also der *weißen* Gruppe, dargestellt. Schwarze und ›People of Color‹ würden in diesem Prozess mit bestimmten Eigenschaften versehen und am Ende würden so aus *weißer* Perspektive Bilder über Schwarze und ›People of Color‹ gezeichnet. Die zugeschriebenen Eigenschaften würden naturalisiert und als natürliche Differenz zur *weißen* Gruppe dargestellt. In einem weiteren Schritt, so Eggers, würde den ›Anderen‹ ein untergeordneter Platz innerhalb der *weißen* Gruppe zugewiesen, der schließlich »auf der Grundlage einer natürlich erscheinenden hierarchischen Ordnung erklärt werden [kann]« (Eggers 2005:58). Das hegemoniale *weiße* Zentrum kann somit unbenannt und unmarkiert bleiben, es würde so sogar zu einer neutralen Perspektive, über die nicht debattiert werden müsse, so Eggers. Diese vermeintlich ›natürliche‹ Begründung der Überlegenheit *weißer* Menschen nicht-*weißen* Menschen gegenüber geht mit einem Machtgefälle einher, das von den *weißen* zur Legitimation herangezogen wird, sich über andere Völker zu stellen, um diese nach europäischem Vorbild zu »›erziehen‹ und zu ›zivilisieren‹« (Arndt 2005 : 26). Bis weit ins 20. Jahrhundert hinein wurde das Bild des natürlich überlegenen *weißen* im europäischen Raum vertreten und zur Rechtfertigung von Gewalttaten an Schwarzen, von Sklavenhandel, Ausbeutung und dergleichen herangezogen.

Dies zeige sich laut Arndt auch in den Bezeichnungen, die für Schwarze und ›People of Color‹ herangezogen wurden, Bezeichnungen, die noch bis heute zu finden sind. Ausgehend von einer Rassentheorie wurden die Menschen Afrikas beispielsweise als ›Neger‹, ›Mulatte‹ und ›Mischling‹ bezeichnet. Allesamt handelt es sich um Bezeichnungen, die negativ konnotiert sind und die Unterlegenheit dieser ›Rasse‹ zum Ausdruck bringen sollen. Am Beispiel des Begriffs ›Mulatte‹ verdeutlicht Arndt wie herabwürdigend dieser ist, da es sich um eine Bezeichnung handle, die auf den portugiesischen Begriff ›mulo‹ zurückgehe, was ›Maulesel‹ bedeute. Menschen würden also mithilfe eines nicht fortpflanzungsfähigen Tieres beschrieben. Aber auch bei Bezeichnungen wie ›Naturvölker‹ oder ›Buschmänner‹ handelt es sich laut Arndt um Konstruktionen, die dazu dienen, afrikanische Menschen eng mit Natur und Tier zu verbinden, was nicht positiv bewertet, sondern mit Attributen wie ›primitiv‹, ›ungebildet‹ und ›von Instinkten geleitet‹ belegt wurde.

Nachdem der Kolonialismus zusammenbrach wurde mithilfe der »Modernisierungstheorie« (Arndt 2005 : 27) ein neues Modell der Beherrschung erfunden. Hinter dieser der *weißen* ›westlichen‹ Welt entsprungenen Theorie, stehe, so Arndt, die Annahme, dass die Welt keine andere Möglichkeit habe als sich nach ›westlichem‹ Vorbild zu entwickeln. Dieser diskriminierende Umgang zeigt sich auch in systematisch durchgeführten polizeilichen Kontrollen Schwarzer Bürger_innen in Deutschland. Die unter der englischen Bezeichnung ›Racial Profiling‹ gefassten Kontrollen erfolgen aufgrund zweifelhafter Auswahlkriterien, etwa das »physische Erscheinungsbild, sogenannte ›ethnische‹ Merkmale oder [der] ›Rasse‹ einer Person« (Deutsches Institut für Menschenrechte 2013:6) und werden »als Entscheidungsgrundlage für polizeiliche Maßnahmen wie Personenkontrollen, Ermittlungen und Überwachungen« (ebd.) herangezogen. Auf Basis des Paragraphen 22 Abs. 1 BPolG, werden Menschen in Deutschland so allein aufgrund ihrer äußeren Erscheinung als vermeintlich Nicht-Deutsch eingeordnet und automatisch zu potentiell Kriminellen gemacht. Eine vom Deutschen Institut für Menschenrechte herausgegebene Studie (2013) verdeutlicht, dass dieser Paragraph die Grund- und Menschenrechte verletzt, womit die deutsche Bundesregierung zur Abschaffung dieses Paragraphen aufgefordert ist – eine Forderung, die auch von Seiten der EU formuliert, in Deutschland jedoch bislang nicht umgesetzt wurde.

Postkoloniale Theorien und Kritische Weißseinsforschung zeigen, wie mithilfe von hegemonialen Diskursen aus einer ›westlichen‹ *weißen* Perspektive heraus Bevölkerungsgruppen konstruiert und mit herabwürdigenden Zuschreibungen belegt werden. Hinter Konstruktionen wie der vermeintlicher ›Rassen‹ stehen Macht- und Herrschaftsverhältnisse. Sie zielen damals wie heute darauf ab, die ›westliche‹ Vorherrschaft in der Welt auch in Zukunft sicherzustellen.

›Kultur‹ im Kontext weiblicher Genitalbeschneidung

Thematisch an die oben genannten Postkolonialen Theorien und die Kritische Weißseinsforschung anschließend, wird nachfolgend auf die sozialwissenschaftliche Debatte um ›Kultur‹ eingegangen, die im Kontext beschnittener Migrantinnen in Europa ebenfalls von Bedeutung ist. Die Aussage, es handle sich bei dem Eingriff um einen Teil der ›Kultur‹ von Genitalbeschneidung praktizierenden Bevölkerungsgruppen, findet sich in der Literatur häufig wieder Deshalb wird nachfolgend in erster

Linie der Frage nachgegangen, was ›Kultur‹ überhaupt bedeutet. Dies geschieht in Abgrenzung zum alltäglichen Sprachgebrauch, da der Begriff im Alltag zur Erklärung und Rechtfertigung von Verschiedenstem herangezogen wird und, je nach Zusammenhang, negativ wie positiv konnotiert sein kann. Aufgrund der Vielschichtigkeit des Begriffes soll das Verständnis von ›Kultur‹ hier eng gefasst werden.

Der nachfolgende Kulturbegriff ist den Cultural Studies entnommen, da sich Vetreter_innen dieser Theorien auch unter den Vertreter_innen der Postkolonialen Theorien wiederfinden lassen, was diese beiden Theorien eng miteinander verbindet. Aus Sicht der Cultural Studies werden »kulturelle Praktiken [...] eingebettet in historisch spezifische und sozial strukturierte Zusammenhänge« betrachtet (Kalpaka 2005: 389). Leiprecht weist darauf hin, dass Definitionen von ›Kultur‹ schwierig seien, da besonders die daraus resultierende Zuordnung einzelner Menschen schnell den Charakter von etwas »Einheitliche[m] und Feste[m]« (Leiprecht 2004: 8) entstehen ließen und den Eindruck erwecken würde, alle Mitglieder einer ›Kultur‹ wüssten genau, woran sie sich zu orientieren haben und ihr Verhalten gemäß geltender Regeln ausrichten. Zwar bietet ›Kultur‹ den Einzelnen Orientierung und sorgt dafür, dass gesellschaftliches Handeln verstanden wird, doch darf nicht der Eindruck vermittelt werden, dass ›Kultur‹ sich auf eine staatliche Einheit beschränken lässt. Definitionen von ›Kultur‹ stehen, so Leiprecht, daher einer alltäglichen Vorstellung von ›Kultur‹ zu nahe, eine Vorstellung, in der ›Kultur‹ als homogene Gemeinschaft dargestellt wird und einzelne Individuen dann allein durch die Zugehörigkeit zu dieser Gemeinschaft »bestimmte psycho-soziale Eigenschaften und Fähigkeiten aufweisen und in ihrem Denken, Fühlen und Handeln determiniert [sind]« (Leiprecht 2004: 9). Angehörige der eigenen ›Kultur‹ würden aus dieser Perspektive heraus als individuelle und selbstbestimmte Personen beschrieben, denen es möglich sei, die Regeln ihrer ›Kultur‹ jederzeit zu hinterfragen und gegebenenfalls zu verändern. Angehörige ›anderer Kulturen‹ dagegen würden als Teil eines statischen Gebildes betrachtet und »als Marionetten, die an den Fäden ihrer Kultur hängen, wahrgenommen« (ebd.) werden. Ein in der Form unveränderlich gedachtes Verständnis von ›Kultur‹ kann, so Kalpaka, ebenso in »rechte und rechtsextreme Diskurse eingebunden werden« (Kalpaka 2004: 393), da ›Kultur‹ dann als natürliche Eigenschaft des Menschen dargestellt wird: gleichbleibend und unveränderbar. In diesen Diskursen wird eine sogenannte ›kulturelle Identität‹ konstruiert, um Menschen anhand von äußeren Merkmalen »in einer scheinbar neutral bestimmbaren Differenz zur ›deutschen Kultur‹« (ebd.) zu beschreiben. Um solchen alltagsverständlichen oder ideologischen Diskursen von ›Kultur‹ zu entgehen, ist eine differenzierte Beschreibung des Begriffes nötig. Vertreter_innen wie Stuart Hall, einer der Mitbegründer der Cultural Studies, bieten eine solche Beschreibung. Aus Sicht der Cultural Studies umfasst

> »die ›Kultur‹ einer Gruppe oder Klasse, die Lebensweise dieser Gruppe oder Klasse, die Bedeutungen, Werte und Ideen, wie sie in den Institutionen, in den gesellschaftlichen Beziehungen, in Glaubenssystemen, in Sitten und Bräuchen, im Gebrauch der Objekte und im materiellen Leben verkörpert sind. ›Kultur‹ ist die besondere Gestalt, in der dieses Material und diese gesellschaftliche Organisation des Lebens Ausdruck findet. Eine ›Kultur‹ enthält die ›Landkarte der Bedeutung‹, welche die Dinge für ihre Mitglieder verstehbar machen« (zit. n. Clarke et al. 1979: 41; in: Kalpaka 2005: 390).

In dieser Beschreibung Clarkes sind mehrere besondere Wesensmerkmale von ›Kultur‹, zusammengefasst. So werden Individuen zwar durch ihren gesellschaftlichen Kontext und dessen ›Kultur‹ geprägt, doch ist jede/r Einzelne darin auch als aktiv handelnd zu betrachten. Zentraler Aspekt ist somit das Handeln, das den Einzelnen zwar nicht erlaubt, ›Kultur‹ beliebig zu verändern, doch ist eine Entwicklung der ›Kultur‹ »im jeweils gegebenen geschichtlichen und gesellschaftlich bestimmten Feld der Möglichkeiten und Zwänge« (Kalpaka 2005: 390) möglich. Leiprecht, dessen Kulturbegriff sich an dem Clarkes orientiert, verweist auf weitere wesentliche Begriffsmerkmale. Danach besteht ›Kultur‹ aus einem »bestimmten Repertoire von Bedeutungsmustern und Zeichensystemen (Werte, Normen, Bräuche wie andere Verhaltensregeln und, allgemeine Wissensbestände und ›Selbstverständlichkeiten‹, Traditionen, Rituale, Routinen, Glaubensvorstellungen, Mythen usw.)« (Leiprecht 2004: 11), mit dem Ziel das gesellschaftliche Miteinander für die Einzelnen verstehbar zu machen. Gleichzeitig würde dies jede Gruppe oder Gesellschaft auch ›besonders‹ machen, weshalb man ›Kulturen‹ auch als ›besondere Lebensweisen‹ kennzeichnen könne. Das bedeute aber nicht, dass innerhalb einer Gesellschaft oder Gruppe nur ein Bedeutungs- und Zeichensystem zu finden sei, im Gegenteil: es existieren viele. Auf Grundlage dieses Kulturbegriffs wird deutlich, dass es sich bei ›Kultur‹ zwar um einen größeren Zusammenhang handelt, zu dem die einzelnen Menschen »in einem bestimmten Verhältnis« (Leiprecht 2004:12) stehen, doch sind die einzelnen Mitglieder nicht als handlungsunfähig und den Bedingungen ausgeliefert zu betrachten. Allein die Zugehörigkeit zu einem bestimmten ›kulturellen‹ Kontext sagt noch wenig über den einzelnen Menschen aus. Stattdessen ist »das besondere Verhältnis der Individuen zu ihrer Geschichte, ihren Zugehörigkeiten zu möglicherweise verschiedenen kulturellen Gruppen, ihren kulturellen Hintergründen usw. ernst zu nehmen« (ebd.,) und im Umgang mit den einzelnen Individuen zu berücksichtigen.

Feministische Perspektive und die Konstruktion von Geschlecht

Der Feminismus blickt auf eine lange Entstehungsgeschichte zurück und ist eng mit der Frauenbewegung verbunden, auf die hier jedoch nicht eingegangen werden soll. Im Mittelpunkt steht vielmehr die parallel zur Frauenbewegung entstandene Frauenforschung, später dann Geschlechterforschung.

In der Geschlechterforschung wird der Fokus auf das »soziale Gewordensein von Frauen (und Männern)« (Villa 2008: 146) gelegt. Geschlecht wird als eine gesellschaftlich konstruierte Kategorie gedacht und ist in ein biologisch determiniertes Geschlecht ›sex‹ und ein gesellschaftlich konstruiertes Geschlecht ›gender‹ unterteilt. Unter ›gender‹ werden die mit dem Geschlecht automatisch verbundenen Zuschreibungen gefasst, was sich konkret darin äußert, dass Männer beispielsweise mit Zuschreibungen wie ›Stärke‹, ›Aggression‹ oder ›Ernährer‹ belegt und Frauen als ›fürsorglich‹, ›empathisch‹ und ›liebevoll‹ konstruiert werden. Doch handelt es sich keineswegs um einen biologisch determinierten Automatismus, dass die Fähigkeit Kinder gebären zu können auch unweigerlich »Schwangerschaft und Gebären als schicksalhafte, natürliche Bestimmung der Frau« angesehen werden muss, aus der sich »Mutterschaft und Fürsorge als natürliches Wesensmerkmal von Frauen ableite[n]« (Villa 2011 : 75) lassen. Der Dualismus, der der Aufteilung der Gesellschaft in zwei Geschlechter zugrunde liegt, hat auch zu sozialer Ungleichheit zwischen Mann und Frau geführt, die sich in der Einteilung des öffentlichen Bereichs als »männlich-höherwertige Sphäre« (Villa 2011 : 59) und der des familiären Bereichs als »weiblich-minderwertige Sphäre« (ebd.) niederschlägt. Aus Villas Sicht handelt es sich bei der Konstruktion von Mann und Frau um »eine der hartnäckigsten Konstruktionen des Alltagswissen« (ebd., S. 85).

Seit Anfang der 1990er Jahre nahmen insbesondere Queer Studies die gesellschaftlichen Macht- und Herrschaftsstrukturen zur Analyse der Geschlechtskonstruktionen unter die Lupe werden , . Dem Machtbegriff Foucaults folgend werden ab diesem Zeitpunkt Geschlechtskonstruktionen und Sexualität unter Berücksichtigung dieser Strukturen untersucht. Macht- und Herrschaftsverhältnisse konstituieren die Gesellschaft als zweigeschlechtliches und heterosexuelles System und schaffen anhand dieser Kriterien ›normal‹ beziehungsweise ›abweichend‹. Gestützt durch unterschiedliche Fachdisziplinen wie Medizin, Psychiatrie, aber auch durch Medien, Wirtschaft, Politik und Religion wird eine Vorstellung von ›normaler‹ Sexualität und die Zugehörigkeit zu einem Geschlecht (mit den entsprechenden Zuschreibungen) konstruiert. Es entstehen Schablonen, die am Ende dazu dienen, Sexualität und Geschlecht als ›normal‹ oder ›unnormal‹ zu diagnostizieren und durch verschiedene Therapieansätze an die gewünschte Norm anzupassen. Mithilfe von Normen und den damit verbundenen Normalisierungsprozessen wird versucht, aus einem heterogenen Feld, wie dem einer

Gesellschaft, eine möglichst homogene Einheit zu schaffen. Normen sind aus der Sicht Foucaults gesellschaftlich ausgehandelte Regeln, die wie die Gesellschaft auch von Macht- und Herrschaftsverhältnissen geprägt sind. Unter Diskursen versteht Foucault nicht nur das Gesagte, sondern auch Ungesagtes. Wie wann was gesagt wird und was wiederum nicht gesagt werden darf, ist geregelt, verändert sich aber, je nachdem zu welcher Epoche die Diskurse geführt werden. Ein Blick auf die Geschichte verdeutlicht, wie sich der gesellschaftliche Umgang mit Sexualität wandelte. Während der letzten drei Jahrhunderte sei zu beobachten gewesen, dass sich zunächst etabliert habe, nicht mehr über Sexualität sprechen zu dürfen, Sexualität sei so durch »Sprachlosigkeit« zensiert worden (Foucault 1991:27). Diese Sprachlosigkeit sei ersetzt worden und heute einem Sprechen über Sexualität gewichen. Die »Diskurse über den Sex – spezifische, gleichzeitig nach Form und Gegenstand unterschiedliche Diskurse – haben unaufhörlich zugenommen« (ebd.) und seien laut Foucault maßgeblich von Kirche, Pädagogik, Medizin und Psychotherapie beeinflusst. Auf diese Weise werde bestimmt, mit welchem Vokabular gesprochen wird, mit welchen Personen es angebracht ist über Sexualität zu sprechen und am Ende auch was ›normale‹ Sexualität, was ›Perversion‹ ist. Mithilfe dieser machtvollen Diskurse werden Kategorien wie Sexualität oder Geschlecht zu einem sozialen Konstrukt und etablieren sich in Form gesellschaftlicher Normen. Judith Butler nutzt in ihrer Analyse die Methoden Foucaults, geht jedoch noch einen Schritt weiter, in dem aus ihrer Sicht »der ›Leib‹ [...] selbst eine Konstruktion« (Butler 1991:26) ist. Aus Butlers Sicht sei zwar genetisch festgelegt, welche Geschlechtsmerkmale sich entwickelten, doch würde die Einordnung in den Dualismus männlich – weiblich den menschlichen Körper prägen und bestimmte Eigenschaften kreieren. Butlers Theorie zielt darauf ab, »zur Geschlechterverwirrung an[zu]stiften« (Butler 1991:61), um die Umgangsweisen mit den Geschlechtern flexibler zu machen. Am Beispiel des Umgangs mit Menschen, die mit nicht eindeutig zuweisbarem Geschlecht geboren werden, zeigen sich die Folgen der Geschlechterkonstruktion und der damit verbundenen Normalisierungsprozesse. Lange Zeit wurden die Genitalien von Kindern mit einer so genannten Störungen der Geschlechtsentwicklung, auch Intersexuelle genannt, dieser Norm unterworfen und einem ›üblichen‹ Geschlecht angepasst. Erst im Jahr 2008 wurde in einen Bericht des Vereins Intersexuelle Menschen deutlich hervorgehoben, dass der bisherige Umgang mit Intersexuellen als Menschenversuch gilt und jeder operative Eingriff zur Genitalanpassung an Unmündigen als Menschenrechtsverletzung zu ächten sei.

Das Phänomen weiblicher Genitalbeschneidung kann aus feministischer Perspektive zu *dem* Zeichen patriarchaler Herrschaft schlechthin werden, was bereits vor Jahrzehnten von manchen Feminist_innen so formuliert wurde. Fraglich bleibt jedoch, ob ein Modell, das in einem bestimmten gesellschaftlichen Kontext entstanden ist und von Zugehörigen einer bestimmten Bildungsschicht vertreten wird, automatisch und ohne Berücksichtigung der historischen Entwicklung auf eine andere Gesellschaft übertragen werden kann. Spivak lehnt die Idee eines globalen Feminismus ab, da »es unmöglich ist, in einer universellen Geste alle Frauen repräsentieren zu wollen, ohne die Komplizenschaft mit imperialistischen Politiken zu analysieren« (Castro Varela/Dhawan 2005:59). Der westliche Feminismus sei ein Diskurs, den privilegierte Akademiker_innen ins Leben gerufen hätten, der Blick auf die Frauen in der ›nichtwestlichen‹ Welt werde als Beispiel herangezogen und für die Durchsetzung feministischer Ideen missbraucht. Durch (post)koloniale Diskurse, in denen homogene Gruppen konstruiert und unter bestimmten Begriffen zusammengefasst würden, blieben laut Spivak all die unterschiedlichen Lebenserfahrungen der Individuen unberücksichtigt.

Letztendlich existiert auch in der ›westlichen‹ Gesellschaft eine Vorstellung von einem ›normalen‹ beziehungsweise ›abweichenden‹ weiblichen Genital. Dabei handelt es sich um eine Vorstellung, die besonders über Medien verbreitet wird und den einzelnen Mitgliedern der Gesellschaft suggeriert, sich den erwünschten Bildern anpassen zu müssen – wenn nötig durch operative Eingriffe – mit dem Ziel als ›nicht abweichend‹ wahrgenommen zu werden. Kosmetische Chirurgie, darunter auch die kosmetische Genitalchirurgie, auch Intimmodifikation genannt, sorgt dafür, vermeintlich ›abweichende‹ Genitalien wieder ›normal‹ zu machen. Der Wunsch danach nimmt in den letzten Jahren stetig zu. Mittlerweile hat sich die Technik der kosmetischen Chirurgie so weiterentwickelt, dass in nahezu jedem Bereich des weiblichen Genitals chirurgische Modifikationen durchführbar sind: »die Verengung der Vagina, die Verkleinerung der inneren Schamlippen, die Vergrößerung der äußeren Schamlippen, die Verkleinerung des Schamhügels, Reduktion der Klitorishaut, die Rekonstruktion des Jungfernhäutchen und das Aufspritzen der G-Punkte-Region mit Kollagen« (Borkenhagen 2010: 97). Bislang gibt es keine Studien über die möglichen Langzeitfolgen dieser Eingriffe. Wie schon in der Geschichte weiblicher Genitalbeschneidung aufgezeigt wurde, findet sich auch in diesem Zusammenhang das Argument wieder, weibliche Genitalien seien unter gewissen Umständen beschnitten vorzuziehen, weil Frauen mit unbeschnittenen zu einer ausschweifenden Sexualität neigen würden. Paradoxerweise wird kosmetische Genitalchirurgie aber gleichzeitig betrieben, um die sexuelle Erregbarkeit der Frau zu steigern. Das heißt auf der einen Seite sollen Klitoris oder innere Schamlippen verkleinert werden, um Frauen ein Genital zu formen, das nicht mit den Attributen ›triebhaft‹ oder ›sexuell ausschweifend‹ belegt ist. Gleichzeitig hat aber beispielsweise die Aufspritzung des G-Punktes das Ziel, Frauen mehr sexuelle Lust und Erregbarkeit zu geben. Obwohl auch diese Operationen keiner medizinischen Indikation folgen, sind sie erlaubt und sorgen innerhalb der deutschen Gesellschaft nicht für übermäßiges Entsetzen. Dies kann dazu führen, dass beschnittene Frauen aus Genitalbeschneidung praktizierenden Bevölkerungsgruppen mit Ablehnung auf diesen paradoxen gesellschaftlichen Umgang reagieren und sich möglicherweise in die Zeit des Kolonialismus zurück versetzt fühlen, in der sie (oder ihre Eltern) die Erfahrung gemacht haben, dass ihre Gesellschaft aus ›westlicher‹ Perspektive als minderwertig konstruiert wurde. Hinzu kommt, dass das ›westliche‹ Zurechtschneiden der Genitalien meist mit dem Argument begründet wird, es handle sich um erwachsene Frauen, die sich freiwillig diesem Eingriff aussetzen würden. Dieses Argument stößt bei etlichen afrikanischen Frauen auf Ablehnung, da ihnen mit diesem Argument unterstellt wird, nicht selbst über ihren Körper oder den ihrer Töchter entscheiden zu können – im Gegensatz zu ›westlichen‹ Frauen, die frei und unabhängig über diesen entscheiden könnten. Ziel dieser Debatte ist nicht, die beiden Praktiken gegeneinander aufzuwiegen. Die Rückkopplung an die deutsche Gesellschaft soll lediglich aufzeigen, dass sich unter europäischen wie auch afrikanischen Bevölkerungsgruppen Normvorstellungen des weiblichen Genitals etabliert haben, die bei Abweichungen zum Wunsch nach Anpassung führen können.

Intersektionalität

Abschließend soll auf die intersektionale Perspektive eingegangen werden, da dies ein Ansatz ist, der die vorangegangenen Theorien miteinander in Verbindung bringt. Die eng mit der Kritischen Weißseinsforschung verbundene Perspektive der Intersektionalität zeigt, dass soziale Kategorien nicht getrennt voneinander zu betrachten sind, sondern nur in ihren Überkreuzungen als Überlagerung von Macht- und Herrschaftsverhältnissen wahrgenommen und analysiert werden können. Das Konzept der Intersektionalität spiegelt die Situation betroffener Frauen wider, die von eben diesen vielseitigen ›Überkreuzungen‹ geprägt ist. Walgenbach definiert Intersektionalität folgendermaßen:

> »Unter Intersektionaliät wird [...] verstanden, dass soziale Kategorien wie Gender, Ethnizität, Nation oder Klasse nicht isoliert voneinander konzeptualisiert werden können, sondern in ihrer ›Verwobenheit‹ oder ›Überkreuzung‹ (*intersections*) analysiert werden müssen.« (Walgenbach 2012:81)

Demnach führt die Betrachtung einer einzelnen Kategorie zur Analyse sozialer Ungleichheit zu einem unvollständigen Bild, da die einzelnen Kategorien untereinander verbunden und miteinander verflochten sind. Mithilfe des intersektionalen Blickes wird aber nicht allein der Einfluss der verschiedenen sozialen Kategorien auf den Menschen analysiert, es geht vielmehr auch »um die Analyse ihrer Wechselwirkungen« (ebd.).

Ursprünglich wurde die Debatte um Intersektionalität von Schwarzen Frauen eingeführt, da sie sich in der *weißen*, ›westlichen‹ feministischen Debatte nich wiederfinden konnten (Winker/Degele 2010: 11). Aus dem Blickwinkel dieser Schwarzen Frauen erfasste die Zugehörigkeit zur Kategorie Geschlecht alleine ihre Situation als Frauen nicht, da sie ebenso aufgrund ihrer Hautfarbe und Klassenzugehörigkeit Diskriminierungserfahrungen gemacht hatten. Das Anfang der 1990er Jahre entwickelte Konzept der Intersektionalität geht auf Kimberlé Crenshaw zurück, die darauf hinwies, dass es nicht ausreiche, Schwarze Frauen in den Diskurs einzubeziehen, da die bloße Einbindung in feministische oder rassistische Diskurse ihrer Situation nicht gerecht werde. Die Summe der intersektionalen Diskriminierungserfahrung sei größer als nur die Diskriminierung durch Geschlecht oder ›Rasse‹. In Deutschland ist Intersektionalität eng mit der Kritischer Weißseinsforschung verbunden, nicht zuletzt weil einige der daran beteiligten Forscher_innen beide Debatten führen. Laut Winker und Degele ist ein Kritikpunkt an der intersektionalen Perspektive allerdings die Fokussierung auf Schwarze Frauen, da dies die Frage aufwerfe, ob neben ›Klasse‹, ›Rasse‹ und ›Geschlecht‹ weitere Kategorien sozialer Ungleichheit unberücksichtigt bleiben. Aus ihrer Sicht handelt es sich um vier Kategorien (›Klasse‹, ›Geschlecht‹, ›Rasse‹ und ›Körper‹), die soziale Ungleichheit kennzeichnen und die miteinander gedacht und verbunden werden müssen, um deren Tragweite erfassen zu können. Aus Sicht anderer Vertreter_innen ist es eine Vielzahl weiterer Kategorien. Da die verschiedenen Kategorien eng an gesellschaftliche Macht- und Herrschaftsverhältnisse gekoppelt sind, liegt bei der intersektionalen Perspektive der Fokus auf den Punkten, an denen sich die Achsen der Macht kreuzen und dafür sorgen, dass Menschengruppen Ausgrenzung oder Abwertung erfahren.

Zum Forschungsprozess

Im Fokus des Buches stehen die Ergebnisse, die sich aus meinen Untersuchungen ergeben haben. Bevor ich jedoch auf diese eingehe, sollen die einzelnen Untersuchungen vorgestellt werden. Da es sich bei weiblicher Genitalbeschneidung um ein facettenreiches Phänomen handelt, zielten die Erhebungen darauf ab, es aus verschiedenen Perspektiven zu beleuchten, was drei Untersuchungsansätze nötig machte, die auf folgenden Fragestellungen beruhten.

Das erste Forschungsinteresse lag darin herauszufinden, wie sich Präventions- und Beratungsangebote für bedrohte und beschnittene Mädchen und Frauen in Deutschland, England, Italien und der Schweiz momentan gestalten. Die in diesem Zusammenhang durchgeführte Untersuchung richtete sich an Fachpersonal verschiedener Einrichtungen und Kliniken, das in der Beratung und Begleitung beschnittener Frauen und deren Familien tätig ist. Im Zentrum stand somit die Perspektive professionell Tätiger und zielte darauf ab, deren Blick auf weibliche Genitalbeschneidung zu analysieren und deren Umgang mit der genannten Zielgruppe zu untersuchen. Die Ergebnisse meiner Diplomarbeit (2006) haben zwar gezeigt, dass viele Einrichtungen bestehen, die ein großes Aufklärungs- und Beratungsangebot für bedrohte und betroffene Mädchen und Frauen anbieten, die Zielgruppen jedoch kaum damit erreicht werden. Das führte zu der Frage, wie die Arbeit gegen weibliche Genitalbeschneidung künftig gestaltet werden kann, damit bedrohte Mädchen nachhaltig geschützt und betroffene Frauen mit unterstützenden Angeboten erreicht werden können.

Die zweite Untersuchung richtete sich an betroffene Frauen und Männer, die aus einem Genitalbeschneidung praktizierenden Land in ein Genitalbeschneidung ablehnendes Land einwandern. Im Fokus dieser Untersuchung standen die Perspektive der befragten Personen und die zentrale Frage, ob beziehungsweise inwiefern die Migration in ein weibliche Genitalbeschneidung ablehnendes Einwanderungsland die Sichtweise auf das Phänomen verändert. Dieser Frage wurde mittels qualitativer Interviews nachgegangen und richtete sich an somalische Frauen und Männer, die im Laufe ihres Lebens nach Deutschland, England, Italien oder in die Schweiz immigriert sind. Zur Erfassung der Perspektive der Frauen wurde eine Kombination von biographisch-narrativen und problemzentrierten Interviews gewählt, die auf der Frage basierten, welche Handlungsstrategien beschnittene Frauen entwickelt haben, um mit den Veränderungen umzugehen, die mit dem Verlassen ihres Heimatlandes im Hinblick auf Genitalbeschneidung verbunden sind. Die qualitativen Interviews mit den somalischen Männern folgten der Frage, welche Sichtweise die Männer somalischer Herkunft auf weibliche Genitalbeschneidung haben.

Fragebogen

Um ein möglichst breites Spektrum an pädagogischen Herangehensweisen und Beratungsstrukturen zu untersuchen, wurde der Blick nicht allein auf Deutschland gerichtet, sondern ebenfalls auf England, Italien und die Schweiz. In den genannten Ländern existieren insgesamt 65 Einrichtungen und Kliniken, die gegen weibliche Genitalbeschneidung arbeiten, eine überschaubare Anzahl, die die Durchführung einer Totalerhebung ermöglichte. In Deutschland handelte es sich um 15 Beratungsstellen, 19 in England, 25 in der Schweiz und sechs in Italien. Die Kontaktdaten der Beratungsstellen wurden über einzelne Einrichtungen in den jeweiligen Einwanderungsländern ermittelt, da diese über Adresslisten aller im Lande tätigen Einrichtungen und Kliniken verfügen. Die überwiegende Mehrheit der Beratungsstellen sind eingetragene Vereine und Nichtregierungsorganisationen. In England existieren vor allem Kliniken, die sich im Rahmen ihrer Gesundheitsprogramme verstärkt gegen weibliche Genitalverstümmelung einsetzen. Zwar verfolgen alle Einrichtungen dasselbe Ziel, doch ist die Motivation und Herangehensweise teilweise sehr unterschiedlich. Manche Einrichtungen folgen feministischen Ansätzen, andere stützen ihre Aufklärungsarbeit vorwiegend auf die gesundheitlichen Folgen weiblicher Genitalverstümmelung, wieder andere Vereine setzen sich aus Betroffenen zusammen und arbeiten aufgrund persönlicher Erfahrungen gegen weibliche Genitalbeschneidung.

Die zentrale Frage der quantitativen Erhebung galt dem professionellen Umgang mit von Genitalbeschneidung betroffenen und bedrohten Mädchen und Frauen von Seiten des in Einrichtungen und Kliniken tätigen Fachpersonals. Untersucht wurde in diesem Kontext, welche Wege gegangen werden, um Betroffene und Bedrohte mit konkreten Unterstützungs- und Präventionsangeboten zu versorgen und zu erreichen. Hierbei richtete sich die Untersuchung nicht alleine auf die betroffenen und bedrohten Mädchen und Frauen, sondern auch auf deren soziales Umfeld, da die soziale Gemeinschaft maßgeblich zum Erhalt der Praktik beiträgt. Dies spiegelt sich sowohl in den nachfolgend dargestellten Thesen wider als auch im Fragebogen selbst.

Die erste These war, dass Mitarbeiter_innen, die aus einer weibliche Genitalbeschneidung praktizierenden Bevölkerungsgruppe kommen, einfacher Zugang zu den betroffenen Frauen und Mädchen bekommen als Mitarbeiter_innen aus Bevölkerungsgruppen, die weibliche Genitalbeschneidung nicht praktizieren. Diese Vermutung begründete sich auf den Ergebnissen meiner Diplomarbeit. Demnach fiel es der Mehrheit der Beratungsstellen in Deutschland schwer, Kontakt zu betroffenen und bedrohten Mädchen und Frauen herzustellen und sie mit ihren Angeboten zu erreichen. Ausnahmen bildeten die Migrant_innenvereine, die meist aus selbst betroffenen Mitarbeiter_innen bestanden und angaben, keine Schwierigkeiten beim Aufbau von Kontakt zu Betroffenen und deren Familien zu haben. Diejenigen Einrichtungen, die kaum Kontakt zur Zielgruppe hatten, begründeten dies damit, dass es sich um eine heikle Thematik handle, die nur in einem bestimmten Rahmen offen angesprochen werden könne. Außerdem gestalte es sich häufig schwierig, Kontakt zu Angehörigen von weiblicher Genitalbeschneidung praktizierenden Bevölkerungsgruppen aufzubauen.

Die zweite These ergab sich aus der bereits in Kapitel eins dargestellten Situation, dass weibliche Genitalbeschneidung ein Phänomen ist, zu dessen Erhalt die gesamte Gesellschaft beiträgt, die Ergebnisse meiner Diplomarbeit aber gezeigt haben, dass

Jungen und Männer in der Arbeit gegen Beschneidung nur selten beachtet werden, obwohl sie ebenfalls Teil der Gesellschaft sind und oftmals für den Erhalt weiblicher Genitalbeschneidung verantwortlich gemacht werden. Daraus ergab sich die Vermutung, dass Jungen und Männer in der Arbeit gegen Genitalbeschneidung noch immer unzureichend berücksichtigt werden. In diesem Kontext wurde nicht nur abgefragt, ob diese Zielgruppe mit Aufklärungs- und Beratungsangeboten versorgt wird, sondern auch, ob männliche Mitarbeiter in die Arbeit gegen weibliche Genitalbeschneidung eingebunden und die Angebote von der entsprechenden Zielgruppe angenommen werden.

Die dritte These bildete die Grundlage für das letzte Untersuchungsfeld und betraf die Vernetzung zwischen den Einrichtungen und anderen Fachkräften. Obwohl die Thematik bereits seit mehr als drei Jahrzehnten besonders bezüglich der daraus resultierenden medizinischen Konsequenzen erforscht wird, besteht die Annahme, dass noch immer zu wenig Gynäkolog_innen und Psycholog_innen existieren, die sich mit der Begleitung betroffener Mädchen und Frauen auskennen, was die Vermittlung durch Beratungsstellen an diese erschwert. Diese These begründet sich auf den Untersuchungen Asefaws (2008) und Strenges (2013), die aufgezeigt haben, dass die Mehrzahl beschnittener Frauen negative Erfahrungen mit Gynäkolog_innen und Hebammen gemacht hat. Des Weiteren geht aus den Untersuchungen hervor, dass psychische Konsequenzen des Eingriffs durch die Migration verstärkt zutage treten, Betroffene aber häufig damit alleine gelassen werden.

Auf Grundlage der genannten Vermutungen ist ein Fragebogen entstanden, der in fünf unterschiedliche Bereiche unterteilt war und sowohl aus standardisierten, geschlossenen als auch offenen Fragen bestand. Der Fragebogen wurde zunächst in deutscher Sprache verfasst und erst in einem zweiten Schritt in die jeweiligen Landessprachen Englisch und Italienisch übersetzt. In Deutschland haben zehn der existierenden 15 Einrichtungen den Fragebogen beantwortet. In der Schweiz waren es sieben von 25, in England sieben von 26, in Italien drei von sechs angeschriebenen Einrichtungen.

Zentrale Ergebnisse der Fragebogenuntersuchung

Die Umfrage zeigt deutlich, dass weibliche Genitalbeschneidung längst kein Randthema mehr ist, dem sich ein paar wenige Einrichtungen angenommen haben. In allen Befragungsländern existiert mittlerweile eine Vielzahl an Einrichtungen, die sich seit vielen Jahren gegen Mädchenbeschneidung engagieren. Die den Fragebogen beantwortenden Personen sind allesamt entweder als Leitung der Einrichtung tätig oder hauptamtlich Tätige und beschäftigen sich ebenfalls seit etlichen Jahren mit der Thematik. Somit kann festgehalten werden, dass die teilstandardisierten Fragebögen von Personen ausgefüllt wurden, die nicht nur viel Hintergrundwissen mitbringen, sondern ebenfalls die Entwicklungen der letzten Jahre (manche sogar Jahrzehnte) mitbekommen haben und eventuell maßgeblich daran beteiligt waren.

Die dem Fragebogen zugrunde liegende erste Vermutung, dass sich die Beschäftigung von Personen afrikanischer Herkunft, die aus Mädchenbeschneidung praktizierenden Bevölkerungsgruppen kommen, bewährt, ist bestätigt worden. Die überwiegende Mehrheit der Einrichtungen beschäftigt Männer und Frauen afrikanischer Herkunft, worunter auch selbst Betroffene zu finden sind. Alle Einrichtungen waren der Meinung, dass ihnen dies den Zugang zu weiteren betroffenen Mädchen und Frauen vereinfachen würde. Die Tatsache, dass auf diese Weise Beratungs- und Aufklärungsgespräche in der Muttersprache stattfinden könnten, betrachtet die Mehrheit der Befragten als positiv. Auf die Frage, wie gut die Einrichtungen bedrohte Mädchen mit ihren Angeboten erreichen, gibt die Mehrzahl an, dass Mädchen im Vergleich zu betroffenen Frauen die am schwersten zu erreichende Zielgruppe sei. Dies liegt vermutlich daran, dass Mädchen noch stark unter dem Einfluss ihrer Eltern stehen, Angebote demnach so gestaltet sein müssten, dass Eltern ihren Töchtern die Erlaubnis zur Teilnahme an diesen im Zweifelsfall eher erteilen. An der Zielgruppe der Mädchen zeigt sich deutlich, wie wichtig es ist, das gesamte Umfeld Bedrohter und Betroffener einzubeziehen.

Diesbezüglich erscheint auch die Community von großer Bedeutung, da viele Familien Teil einer Community sind und diese Gemeinschaft mehr genutzt werden sollte, um mehr Eltern und Mädchen über die Konsequenzen, aber auch die gesetzliche Lage im jeweiligen Einwanderungsland aufzuklären.

Die zweite These war, dass Jungen und Männer in der Arbeit gegen Mädchenbeschneidung vernachlässigt werden. Auch diese Vermutung wurde durch Umfrage bestätigt: Die wenigsten Einrichtungen geben an, Angebote für Jungen und Männer zu haben, obwohl sie die Wichtigkeit solcher Angebote bestätigen. Die Einrichtungen, die auch die offenen Fragen beantwortet haben, betonten, dass sich ihre Arbeit eng an den praktizierenden Communities orientiert – was Jungen und Männer ebenfalls mit einschließt. Ähnlich wie bei den minderjährigen Mädchen sind auch die Jungen und Männer entweder über ihr familiäres Umfeld erreichbar oder über die Community. Community-orientierte Arbeit kann daher in der Arbeit gegen Mädchenbeschneidung als zentraler Bestandteil festgehalten werden.

Nahezu alle Einrichtungen empfinden die nationale Gesetzgebung in der Arbeit gegen Mädchenbeschneidung als hilfreich, auch die deutschen Einrichtungen, die sich zum Zeitpunkt der Befragung noch nicht auf ein explizites gesetzliches Verbot der Mädchenbeschneidung stützen konnten. Nur vereinzelt kam es jedoch zu Anzeigen von Familien, die planten, ihre Mädchen beschneiden zu lassen. Da Untersuchungen ergeben haben, dass Mädchen auch in Europa nicht vor Beschneidung geschützt sind, weil sie entweder im jeweiligen Einwanderungsland beschnitten oder zurück ins Heimatland gebracht werden, ist der Schutz bedrohter Mädchen per Gesetz wichtig. Warum dies jedoch bislang nur wenig verfolgt und angezeigt wird, liegt vermutlich an vielen Faktoren: Uninformiertheit auf Seiten der Behörden (Polizei, Richter_innen, Jugendamt), zu wenig Bewusstsein unter Kinderärzt_innen und zu wenig Kontrolle und/oder Handhabe, wenn die Mädchen in ihrem Heimatland beschnitten werden. Die strafrechtliche Verfolgung von Mädchenbeschneidung ist erst sinnvoll, wenn die Menschen über das bestehende Gesetz informiert wurden. Dann aber sollte auch sichergestellt sein, dass das Gesetz nicht nur auf dem Papier besteht, sondern falls erforderlich auch Anwendung findet.

Die Zusammenarbeit mit niedergelassenen Gynäkolog_innen und Psycholog_innen wird, außer in Italien, meist weniger gut eingeschätzt, womit sich die letzte These ebenfalls bestätigt. Der Hinweis einiger Einrichtungen, dass es wichtig wäre, die Thematik in die Aus- und Weiterbildung der beiden Berufsgruppen aufzunehmen, könnte sicher dazu beitragen, ein größeres Bewusstsein und Interesse zu schaffen. Möglich wäre sicher auch, die erfahrenen Gynäkolog_innen und Psycholog_innen zur Gewinnung weiterer Kolleg_innen zu bewegen, um so für jede Region Ansprechpartner_innen zu haben, damit Betroffenen weite Anfahrtswege erspart bleiben.

Interviews

Mit dem Wissen, dass es sich bei weiblicher Genitalbeschneidung um ein Thema handelt, das unter Betroffenen und deren Familien selten angesprochen wird, stellte sich anfangs die Frage, wie Menschen somalischer Herkunft gefunden werden konnten, die bereit wären, mit einer ihnen fremden Person über diese intime Thematik zu sprechen. Die Annahme, dass es nicht leicht werden würde, führte dazu, dass Personen, die bereits im Kontakt mit somalischen Männern und Frauen waren, gewonnen wurden, um das Anliegen und Ziel der Interviews zu erklären und abzuklären, wer zu einem Interview bereit wäre. Vor diesem Hintergrund war besonders wichtig, dass potentiellen Gesprächspartner_innen schon im ersten Kontakt verdeutlicht wurde, dass es sich um einen Gesprächsrahmen handeln würde, der von großer Offenheit und Akzeptanz geprägt ist und die Interviews nicht darauf abzielten, die Interviewten von einer bestimmten Meinung zu überzeugen. Dennoch bestand die These, dass sich eher Gesprächspartner_innen finden lassen würden, die selbst Gegner_innen der Praktik sind. Die Auswahl der Interviewpartner_innen konnte aus diesen Gründen nicht bestimmten Kriterien folgen, da diejenigen Somalier_innen interviewt wurden, die zu einem Interview bereit waren. Die Suche nach Interviewpartner_innen verlief von Untersuchungsland zu Untersuchungsland unterschiedlich: in manchen Fällen wurde der Kontakt über somalische Freundinnen hergestellt, in anderen über die Hebamme einer Klinik, die viel Kontakt zu Menschen somalischer Herkunft hatte. In Italien wiederum wurden die Interviewpartner_innen von meiner Dolmetscherin auf der Straße angesprochen.

Interviewsetting

Die Interviewsettings gestalteten sich ebenfalls unterschiedlich. In Deutschland wurde ich zu beiden Ehepartnern nach Hause eingeladen. Dort ging es familiär zu, da in beiden Familien auch deren Kinder zugegen waren, die an manchen Stellen für Unterbrechungen gesorgt haben. Trotzdem war es möglich, das Interview mit den jeweiligen Interviewpartner_innen weitgehend in Ruhe zu führen, da wir uns dazu in einen anderen Raum zurückziehen konnten. In England wurden zwei der drei Interviews in den Räumlichkeiten der Klinik, in der die beiden Interviewpartner_innen tätig waren, durchgeführt. Das dritte Interview dagegen fand in einem Restaurant statt und musste daher immer wieder unterbrochen werden. In der Schweiz fanden die beiden Interviews mit den Frauen ebenfalls bei ihnen zuhause statt. Diese waren von sehr viel Ruhe geprägt, da wir nur zu zweit waren und das Interview zu keinem Zeitpunkt unterbrochen werden musste. Insgesamt waren die Interviews in der vertrauten heimischen Umgebung von großer Offenheit und Intimität geprägt, die Gesprächspartner_innen machten während der Gespräche nicht den Eindruck, beschämt oder gehemmt zu sein.

Das Interview mit dem somalischen Mann in der Schweiz fand dagegen in einem Café statt, sowie auch alle Interviews in Italien in Cafés oder Restaurants geführt wurden. Diese Situationen waren deutlich unruhiger, da noch weitere Personen um uns herum waren, die sich unterhielten, und an vielen Stellen noch einmal nachgefragt werden musste. Oft entstand der Eindruck, dass besonders die Frauen in Italien gehemmt waren, in der Öffentlichkeit über dieses intime Thema zu sprechen, da sie an etlichen Stellen leiser oder undeutlicher sprachen. Bei den Interviews in Italien war die Situation durch die notwendige Übersetzung der Interviewfragen durch die Dolmetscherin insgesamt unruhig. Es wurde immer wieder zwischen Somali, Italienisch und Deutsch gewechselt, was sowohl die Interviewsituation vor Ort als auch die Transkription der Interviews deutlich erschwerte. Die Dolmetscherin sorgte durch kurze zusammenfassende Übersetzungen des Gesagten dafür, dass ich als Interviewende den Kontext verstand, um weitere Fragen stellen zu können. Dennoch wurde nach der Transkription, die mithilfe der Dolmetscherin für die somalischen Passagen und mithilfe einer weiteren Übersetzerin für die italienischen Anteile erfolgte, festgestellt, dass manche Fragen nicht treffend formuliert waren oder an anderen Stellen hätten gestellt werden müssen. Trotz der teilweise widrigen

Interviewsituationen, besonders in Italien, äußerten sich die Interviewpartner_innen ohne Umschweife zur Thematik.

Am Ende der Interviewphase wurden insgesamt 14 Interviews geführt, davon acht mit somalischen Frauen und sechs mit somalischen Männern. Die Interviews wurden transkribiert und in Anlehnung an die Grounded Theory ausgewertet.

Interviewauswertungen

Sara

Sara wurde in einer großen Stadt in Somalia geboren und hat dort bis zur siebten Klasse die Schule besucht. Danach musste sie ihrer Mutter im Haushalt helfen. Im Alter von 17 Jahren verließ sie Somalia, um ihren bereits in Deutschland lebenden Mann zu heiraten. Diesen hatte Saras Familie noch bevor er nach Deutschland ausgewandert ist für sie ausgesucht. Seit 1990 leben sie gemeinsam in Deutschland und haben drei Kinder, die mittlerweile alle im jungen Erwachsenenalter sind. Zum Zeitpunkt des Interviews ist Sara Ende 30. Sowohl Sara als auch ihr Ehemann waren bereit, zum Thema weibliche Genitalbeschneidung interviewt zu werden.

Sara erzählt ihre Geschichte durch die Brille des Vergleichs: Sie betrachtet ihr Herkunftsland, dessen Gepflogenheiten und ihr Großwerden im gesellschaftlichen Kontext Somalias im ständigen Vergleich zu ihrem heutigen Leben und dem Leben ihrer Kinder, die im 21. Jahrhundert in Deutschland aufwachsen. Dies führt an vielen Stellen zu einem Ungleichgewicht, da das Leben, das Sara damals in ihrer Kindheit in Somalia verbracht hat, nicht mit dem heutigen Leben ihrer eigenen Kinder in Deutschland zu vergleichen ist. In diesem Vergleich findet die Zeit, die seit Saras Kindheit und Jugend vergangen ist – sowohl in Somalia als auch in Deutschland – keine Berücksichtigung. Aus diesem Vergleich heraus zeichnet Sara ein Bild, das Deutschland einseitig positiv und Somalia einseitig negativ darstellt. Für Sara selbst ergibt sich daraus großes Bedauern und Trauer darüber, nicht wie ihre eigenen Kinder mit den heutigen Freiheiten groß geworden zu sein. Sie habe keine Wahlmöglichkeiten gehabt, habe machen müssen, was ihre Eltern ihr gesagt haben.

S: »Oh, also Jugend war halt Hausmädchen. Man hat halt nicht so viele Freiheiten, ab dem 13. Lebensjahre darf man halt nicht so viel wie jetzt die europäischen Frauen: frei sein, Kino gehen, man musste zuhause bleiben, im Haushalt den Eltern helfen und ab 15 oder ab 16 bist du verlobt. Die Eltern sagen dann zu dir: Jetzt ist Zeit, du bist erwachsen geworden, du bist reifer und es ist nicht schön immer hier zuhause zu bleiben. Irgendwann musst du heiraten. Ich habe auch geheiratet, halt den Mann, den sie ausgesucht haben. Die Eltern schreiben dir halt was vor und du musst halt ›ja‹ sagen.«

Ähnlich verhält sich Sara, wenn sie von ihrer eigenen Beschneidung berichtet. Mit dem Wissen und der Erfahrung einer beschnittenen Frau, die heute um die negativen Konsequenzen, des Eingriffes weiß, blickt sie auf ihre Beschneidung zurück. Aus dieser Perspektive heraus stellt sich Sara wiederkehrend die Schuldfrage: Hat sie Schuld, weil sie dem Druck ihrer Freundinnen nicht standhalten konnte, oder ihre Mutter, die sie vor dem Eingriff stärker hätte schützen sollen, oder sind es ›die Männer‹, die an der ›Tradition‹ festhalten?

S: »Bei mir war meine Mutter dagegen. Sie hat gesagt: ›Mach das nicht!‹, aber ich wollte es. Mich haben die anderen Mädchen unter Druck gesetzt, beleidigt und dann musste ich es machen. Oder, nee, freiwillig. Aber meine Mutter hat gesagt ›Ohne mich!‹ Ich bin dann von M. weggegangen in ein anderes Dorf, das zehn Stunden mit dem Auto entfernt war. In ein Dorf, in dem meine Großeltern gewohnt haben. Ich bin da mit meiner Tante hin, das habe ich freiwillig gemacht.«

Sara entkommt diesem Kreislauf nicht, sie blickt immer wieder zurück auf sich selbst als zehnjähriges Mädchen und gelangt zu der Einschätzung, selbst daran Schuld zu sein, heute mit beschnittenen Genitalien leben zu müssen, da sie nicht auf ihre Mutter gehört und sich »freiwillig« dem Eingriff unterzogen hat. Aus Saras Interview ist zu entnehmen, dass sie den Eingriff erst nach dem Verlassen ihres Heimatlandes in Frage stellt.

S: »Als ich noch in Somalia war, habe ich gedacht, das ist normal, weil sonst heiratet dich niemand, dann bist du eine schlechte Frau oder so.«

Während Beschneidung in Somalia ›normal‹ war, erfährt Sara, dass sie in Deutschland für Entsetzen sorgt und sie sich für ihre beschnittenen Genitalien und ihre damalige Entscheidung für den Eingriff rechtfertigen muss.

> S: »Arzt war schockiert. Sehr schockiert. Er hat gesagt ›Wo soll das Kind raus kommen?‹, dann hat er gesagt ›Sie braucht extra einen Schnitt, da muss man schneiden. Um Gottes Willen!‹ Er war halt wie die Deutschen, geschockt!«

Sara berichtet davor, dass es für sie eine große Herausforderung war, sich überhaupt vor einem männlichen Gynäkologen auszuziehen. Nachdem sie ihre Scham überwinden konnte, berichtet sie von eben diesem Arzt, der so schockiert auf ihre Genitalien reagiert hat. Sie erzählt noch von einigen weiteren unangenehmen Situationen bei entsetzten Gynäkologen, bis sie endlich einem begegnet, der ihr mit mehr Sensibilität gegenübertritt. Dass ihre Genitalien nicht der Norm in Deutschland entsprechen, wurde Sara nach den Arztbesuchen deutlich. In diesen ersten Jahren in Deutschland wird ihr bewusst,

> S: »dass es auch andere Möglichkeiten gibt. Die Mädchen hier sind frei, wie meine Tochter halt, sie darf sein wie Gott sie geschaffen hat. Warum macht man denn das? Ich habe festgestellt, dass ich viele Nachteile von der Beschneidung habe. Deswegen habe ich meine Meinung geändert.«

Letztlich bringt ihre Migration in ein Genitalbeschneidung ablehnendes Land sie dazu, ihre ›Tradition‹ zu hinterfragen und zu erkennen, dass damit etliche negative Konsequenzen verbunden sind. Diese Informationen, aber auch die Tatsache, dass ihr Ehemann weibliche Genitalbeschneidung ablehnt, sorgen dafür, dass Sara ihre eigene Tochter unbeschnitten lässt. Eine Entscheidung, die keineswegs einfach für Sara war. Vielmehr war es ein Prozess, in dem sie sich immer wieder gefragt hat, ob die Genitalien ihrer Tochter ›normal‹ sind:

> S: »Für mich war es auch schockierend als meine Tochter geboren ist, weil ich kenn nur meine Scheide und ich habe die meiner Tochter gesehen, so wie Gott sie geschaffen hat. Und ich habe gedacht, ich habe ein behindertes Kind! Ich war schockiert! Ich habe eine

Gänsehaut bekommen, Herzklopfen, was ist passiert? Ich habe das dann meinem Mann erzählt und er hat nur gesagt: ›Das ist genau wie Gott es erschaffen hat, du brauchst dir keine Sorgen um deine Tochter zu machen! Deine Tochter ist nicht behindert! Alles ist in Ordnung.‹ Er hat mich getröstet, aber ich habe gedacht, es ist was passiert.«

Gleichzeitig bleibt Sara allein mit der Frage zurück, warum sie selbst den Eingriff erleben musste und wem hierfür Schuld zuzuschreiben ist. In Bezug auf die Arbeit gegen weibliche Genitalbeschneidung in Deutschland vertritt sie die Meinung, dass Familien über die Konsequenzen des Eingriffs und die Gesetzeslage in Deutschland aufgeklärt werden müssen. Am effektivsten wäre es ihrer Meinung nach, würde die Aufklärungsarbeit gegen weibliche Genitalbeschneidung mit anderen Themen verbunden werden.

S: »Nicht direkt Beschneidung sondern allgemein. Schwangerschaft, Eheprobleme, Erziehung, alles was es in Deutschland halt auch gibt. Jugendamt, Hilfeplan das und das. Dass man halt so Dinge erklärt, Infos gibt, dann kommen die. Und dann irgendwann gibt man ihnen Infos zu Beschneidung in die Hand, dann können sie selber, freiwillig das nehmen. [...] Genau. Weil sie denken ›Lieber nicht sprechen, lieber schweigen!‹ Und viele, die das Problem erlebt haben, die machen so weiter. Das ist auch nicht okay. Man muss das doch selber sehen, was man erlebt hat!«

Die Aufklärungsarbeit oder Informationsbroschüren sollten aus Saras Sicht außerdem auf Somali sein, um den Menschen die Chance zu geben, die Informationen auch vollständig zu verstehen. Sara betont zudem die Notwendigkeit, auch Männer über weibliche Genitalbeschneidung aufzuklären, da sie aus ihrer Sicht maßgeblich am Erhalt der ›Tradition‹ beteiligt seien.

S: »Und dass halt diese Vorverurteilung weggelassen wird. Und egal wie, dass das Mädchen geheiratet wird, egal ob beschnitten oder nicht. Dass sie sie halt so akzeptieren wie Gott die Frau erschaffen hat. Und nicht sagen ›Ja, die ist offen und die hat vielleicht andere Männer gehabt‹ so wie vielleicht die europäischen Frauen, die vielleicht Erfahrungen sammeln oder auch nicht, wer weiß, nur Gott weiß es. Und auch die heiraten und der Mann nimmt sie so wie sie ist! Egal ob sie vor ihm fünf Männer gehabt hat oder 30. Das

> interessiert ihn nicht! Hauptsache er liebt sie, er nimmt sie so wie sie ist, egal ob sie dick oder dünn oder dumm ist. So müssen unsere Männer auch denken! Nicht dieses Denken ›Du musst beschnitten sein‹, das ist Dummheit!«

Aus Saras Interview geht hervor, dass weibliche Genitalbeschneidung nicht mithilfe eines Informationsgesprächs beendet werden kann. Vielmehr handelt es sich aus ihrer Sicht um einen Prozess, der wie bei Sara selbst, mit wiederkehrenden Gesprächen zu den Folgen des Eingriffs verbunden ist. Die Abkehr von einer gesellschaftlich etablierten Norm ist eine große Herausforderung, die, wie in Saras Interview deutlich wird, Zeit braucht.

Nadifa

Nadifa lebt seit 18 Jahren in der Schweiz und stammt ursprünglich aus Zentralsomalia. Sie ist Mutter einer siebenjährigen Tochter und alleinerziehend. Der Kontakt zu Nadifa erfolgte über eine gemeinsame Freundin. Noch vor dem Treffen nahm ich telefonisch Kontakt mit ihr auf. Bereits in diesem Telefonat kam Nadifas Ärger über den Umgang mit beschnittenen Frauen in der Schweiz zur Geltung, der sich durch das gesamte Interview zieht und dem sie schon im ersten Telefonkontakt Luft machte. Nadifa ist besonders verärgert über den von ihr als herabwürdigend empfundenen Umgang mit Frauen somalischer Herkunft. Da dies bereits vor dem eigentlichen Interview gesagt wurde, gestaltet sich der Einstieg in das Interview mit Nadifa dahingehend, sie direkt auf ihre bereits geäußerte Kritik anzusprechen. Die Erzählungen zu Nadifas Leben in Somalia geraten deshalb in den Hintergrund, während für ihren Ärger viel Raum bleibt. Hinzu kommt, dass meine Fragen an manchen Stellen ihren Ärger verständnisvoll aufgreifen und dazu führen, dass dieser immer wieder Thema wird. Nadifa ist zum Zeitpunkt des Interviews Anfang 40.

Nadifa macht von Anfang an zwei Gruppen auf: die Gruppe ›der Somalier‹ und die ›der Europäer‹. Sie selbst ordnet sich in dieser Gruppenaufteilung eindeutig ›den Somaliern‹ zu, die sie aber nochmals unterteilt in ›die Somalier‹, die in Somalia geblieben sind und in diejenigen, die wie sie in der Schweiz wohnen. Aus diesem Blickwinkel heraus führt sie das Interview, indem sie besonders deutlich macht wie sehr sie ›die Europäer‹ für ihren Umgang mit ›den Somaliern‹ ablehnt. Sie erzählt nicht aus ihrem Leben in Somalia, sondern beginnt mit ihren Erfahrungen im Schweizer Gesundheitssystem.

> N: »Also Beschneidung, eigentlich, ich wusste nicht, was die Beschneidung hier für die Europäer bedeutet, bis ich hierher kam und in einer Klinik war. Also, da haben sie mich untersucht, da waren sie weiß ich nicht was, so schockiert und dann kamen viele Männer, also viele Ärzte, also wirklich ein ganzes Ärzteteam und sagten »Oh, was haben Sie?! Was ist das?!« Also wirklich eine, also eine Szene, die ich nicht erwartet habe und äh, wenn ich heute zurück schaue, denke ich, es war nicht gut, was sie mit mir gemacht haben.«

Nadifa steigt ohne Umschweife mit Erzählungen zu ihren persönlichen Erfahrungen in der Schweiz ein. Sie berichtet erst einmal nichts von ihrem Leben und der Rolle der Beschneidung in Somalia. Stattdessen spricht sie von ›den Europäern‹, für die Beschneidung eine große Bedeutung hat. Trotz ihres Ärgers bleibt sie mit der Bewertung der Situation vorsichtig, äußert sich nahezu zweifelnd: »Wenn ich heute zurückschaue, denke ich, es war nicht gut, was sie mit mir gemacht haben.« In Anbetracht des sehr entwürdigenden und voyeuristischen Umgangs der Ärzte mit dieser Frau, die schon im ersten Telefonkontakt deutlich ausspricht, dass sie mit dem Umgang mit Beschnittenen in der Schweiz nicht zufrieden ist, handelt es sich um eine vorsichtige Bewertung ihrer Erfahrung mit schweizerischen Ärzten. Im weiteren Verlauf wird jedoch deutlich, dass sich Nadifa weniger über die schockierten Ärzte und die Tatsache, zur Schau gestellt worden zu sein, ärgert, als vielmehr über die Überheblichkeit mit der ›die Europäern‹ oder ›die Schweizer‹ aus ihrer Sicht mit Somalier_innen umgehen – unabhängig davon, ob diese noch in Somalia leben oder in die Schweiz immigriert sind. Für Nadifa handelt es sich um einen von Überheblichkeit und Bevormundung geprägten Umgang, den sie noch gut aus ihrem Leben in Somalia kennt. Letztlich beschreibt Nadifa die Folgen des Kolonialismus, die ihrer Meinung nach noch bis heute den Umgang ›der Europäer‹ mit ›den Somaliern‹ prägen. Nadifa ist darüber sehr verärgert.

> N: »Aber wie packt man das an? Das ist das Problem. Weil wir haben auch in anderen Bereichen gesehen, dass die Europäer oder die westlichen Länder einfach so kommen und einfach so herumkommandieren und so, dass ist gut, das ist nicht gut. Also mittlerweile haben die Leute einfach die Nase voll von denen, diesem Herumkommandieren. Also wir sind quasi Gast in unserem eigenen Land, in vielen Bereichen.«

Laut Nadifa habe die Geschichte gezeigt, dass ›Europäer‹ oder ›westliche Länder‹ nur herumkommandieren würden, den Menschen in ihrer eigenen Heimat das Gefühl gäben, zu Gast zu sein. Von diesem Verhalten hätten ›die Leute‹ die Nase voll, sie wollten stattdessen selbst bestimmen, was gut beziehungsweise schlecht für sie ist. Nadifa spricht an dieser Stelle des Interviews nicht mehr allein von weiblicher Genitalbeschneidung. Sie benennt die Folgen des Kolonialismus, die sich aus ihrer Sicht noch immer darin äußern, dass ›Europäer‹ sich über sie als Somalierin stellen. Eine Folge, die in Nadifa auslöst, ›die Schweizer‹ oder ›die Europäer‹ abzulehnen, ihre Bevormundung nicht länger ertragen zu können. Letztendlich kann die starke Abgrenzung Nadifas von ›den Schweizern‹ auch als Schutzmechanismus gelesen werden. Vermutlich hat Nadifa selbst einen solchen Umgang erlebt und sie versucht, sich durch die Abgrenzung zu ›den Schweizern‹ oder ›den Europäern vor erneuten Herabwürdigungen zu schützen. Ihre Strategie, sehr verallgemeinernd über ganze Bevölkerungsgruppen und deren Haltung zu sprechen, schützt sie vor Personen, die ihr in der von ihr beschriebenen Art und Weise begegnen. Die Kehrseite ist, dass sie den Blick für Personen verliert, die ihr wertschätzend und offen gegenübertreten. Auch die Arbeit gegen Mädchenbeschneidung betrachtet sie aus dieser Perspektive heraus und zieht den Schluss, dass ›die Europäer‹ in erster Linie lernen müssten, wie sie mit ›den Somaliern‹ umzugehen hätten.

> N: »Äh, und um überhaupt das zu bekämpfen, müssen Frauen involviert sein, also Frauen müssen einfach dagegen kämpfen. Aber nicht kämpfen in dem sie sagen ›Das ist verboten!‹, ›Das ist schlecht!‹, ›Macht das nicht!‹, sondern einfach den Leuten erklären warum sollte das nicht gut sein? Wozu sollte das gut sein, dass man das nicht mehr macht?«

Nadifa zweifelt jedoch daran, dass dies gelingen kann. Sie spricht sich dafür aus, dass somalische Frauen die Arbeit gegen Mädchenbeschneidung übernehmen müssten, allerdings müsse diesen auch erklärt werden, dass Verbote oder Drohungen kontraproduktiv seien. Stattdessen plädiert sie für eine Aufklärung, in der den Menschen auf Augenhöhe begegnet und erklärt wird, warum Mädchenbeschneidung keine Vorteile hat. In Bezug auf das medizinische Fachpersonal betont sie dasselbe: In erster Linie müssten sie im sensiblen Umgang mit Betroffenen geschult werden und lernen, dass Beschnittene so ›normal‹ seien wie Unbeschnittene.

> N: »Weil es kommen Frauen mit Beschneidungen, die ihre Kinder zur Welt bringen, in den Spitälern. Es kommen junge Frauen, die ähm, mit der Periode oder irgendetwas Probleme haben. Und die Ärzte oder die Hebammen oder halt die Leute, die in diesem Bereich arbeiten, müssen besser aufgeklärt werden, damit sie damit besser umgehen und der Patient das Gefühl hat ›Okay, ich bin ein Mensch, ich bin normal, ich bin wie eine normale Frau hier.‹ Und nicht das ›Oh, was ist das?‹ und ›Oje, wie ist das geschehen?‹ und ›Warum?‹, einfach all diese Fragerei sollte es nicht mehr geben.«

Nadifas Wunsch ist, dass beschnittene Frauen auf medizinisches Fachpersonal treffen, das nicht länger irritiert oder schockiert auf beschnittene Genitalien reagiert. Aufklärung dieser Personengruppe bedeutet aus Nadifas Sicht, sie mit beschnittenen Genitalien und den Hintergründen der Praktik derart vertraut zu machen, dass sie fähig sind, Beschnittene genauso unaufgeregt zu behandeln wie Unbeschnittene. Sie räumt zwar ein, dass der medizinische Umgang mit Beschnittenen heute sensibler vonstatten geht als noch vor 18 Jahren, doch werden Beschnittene noch immer nicht wie Unbeschnittene behandelt.

Ayaan

Ayaan ist in einer kleinen Stadt im Norden Somalias geboren, wuchs jedoch in einer anderen somalischen Stadt auf und lebte dort bis sie 20 Jahre alt war. Mit 19 Jahren hat sie in Somalia ihr erstes Kind entbunden. Zu diesem Zeitpunkt war sie noch mit ihrem ersten Ehemann verheiratet. Mit 20 Jahren ist sie nach

Saudi-Arabien gezogen, wo sie als Krankenschwester in einer Universitätsklinik arbeitete, ihren zweiten Ehemann kennenlernte, sich scheiden ließ und diesen heiratete. Heute haben sie fünf gemeinsame Kinder und leben in England. Ihre Tochter aus erster Ehe hat sie in Somalia bei ihrem ersten Ehemann und dessen Familie zurücklassen müssen – so sei das Gesetz in Somalia: Der Vater habe das alleinige Sorgerecht und bestimme nach einer Trennung über die gemeinsamen Kinder, erklärt Ayaan.

Ayaans Interview verdeutlicht sehr detailliert, mit welchen Konsequenzen infibulierte Frauen leben müssen. Sie selbst scheint einen Umgang mit den wiederkehrenden Schmerzen und den Infektionen gefunden zu haben, der darin zu bestehen scheint, sich wenig von ihren Gefühlen leiten zu lassen, sondern den Fokus auf die physischen Konsequenzen und den medizinischen Umgang damit zu legen.

> A: » Also, ich hatte schwierige Geburten, mein Baby hat 4 kg gewogen, Ich war 19 Jahre alt als ich zum ersten Mal entbunden habe und es war sehr hart. Sie gaben mir recht und links Injektionen, dann schnitten sie mich auf und nähten mich wieder zu. Danach musste ich Antibiotika nehmen, vielleicht weil die Operation nicht unter sterilen Bedingungen stattgefunden hat, weshalb man Infektionen bekommt. Und diese Infektionen können dazu führen, dass du nach einer ersten Geburt keine weiteren Babys mehr bekommen kannst. Weil du von diesen Infektionen [eventuell kannst du...] «
>
> I: »steril werden«
>
> A: »steril werden, ja. Deshalb ist es für die meisten Frauen, die einmal entbunden haben schwierig, ein zweites Mal schwanger zu werden. Das zweite Baby oder halt keins! (...) weil die Infektionsrate hoch ist, die Geburt, die Nähte, sie geben dir Antibiotika, sie gaben mir Antibiotika, zehn Tage Antibiotika intramuskulär. Das war so schmerzhaft, ich konnte auf keiner Seite liegen, nicht sitzen, weil mein Unterleib schmerzte. Und mein Ehemann war an der Universität tätig, weshalb ich Angestellte hatte, die nach mir gesehen haben, die das Baby übernehmen konnten, weil ich nicht aufstehen konnte.«

An ihrem eigenen Beispiel beleuchtet sie, wie bedeutsam Hebammen sind, die im Umgang mit infibulierten Frauen Erfahrung haben, die wüssten, wo geschnitten werden muss, damit eine vaginale Entbindung möglich wird. Anschließend würden sie die Wunde wieder zusammennähen und damit gewährleisten, dass die Frauen nicht zu viel bluteten, was aus Ayaans Sicht sinnvoll ist. Ayaan betrachtet weibliche Genitalbeschneidung aus Sicht der Krankenschwester, die sie ist. Die medizinischen Folgen einer Infibulation sind ihr vertraut, ebenso wie die medizinische Begleitung beschnittener Frauen. Ihre Ausbildung hilft ihr, mit den physischen Konsequenzen des Eingriffs zu leben und diese zu akzeptieren. Es bleibt der Eindruck als habe Ayaan sich schon lange mit ihrem Schicksal abgefunden, als beschnittene Frau durchs Leben zu gehen und all die daraus resultierenden Folgen hinzunehmen. Emotionen zeigt sie erst, als sie davon berichtet, von Hebammen in England nicht gehört worden zu sein.

> A: »Dann bekam ich das zweite Baby, es war insgesamt mein viertes Kind, weißt du. Das habe ich den Krankenschwestern auch aufgeschrieben, den Hebammen auch, ich habe gesagt, dass ich einen Kaiserschnitt brauche. Eine Frau, die bereits vier Kinder entbunden hat und nach einem Kaiserschnitt fragt? Das mag eine Hebamme überraschen, aber sie wusste es ja nicht. Deshalb habe ich sie um einen Kaiserschnitt gebeten, das habe ich ihr auch aufgeschrieben, aber sie hat nicht auf mich gehört. Ich wunderte mich über die Leute, die es nicht schreiben konnten, also habe ich ihr gesagt, was ich gebraucht habe. Sie hat nicht auf mich gehört.«

Es ist der ihrer Meinung nach unprofessionelle Umgang dieser Hebammen mit einer infibulierten Frau, der bei Ayaan Ärger auslöst – nicht aber die Tatsache, als Mädchen infibuliert worden zu sein und noch bis heute mit den schweren Folgen des Eingriffs leben zu müssen. Ihre beschnittenen Genitalien gehören zu ihr, sie beklagt sich nicht über die dadurch entstandenen Schmerzen, sie lässt es sich trotz erschwerter Umstände auch nicht nehmen, Kinder zu bekommen. Aus Ayaans Sicht scheint die Hauptsache zu sein, als infibulierte Frau medizinisch professionell versorgt zu werden und dazu gehört medizinisches Fachpersonal, das weiß, wie sich der Umgang mit infibulierten Frauen gestaltet.

Layla

Layla wurde von der nach Italien mitgereisten Dolmetscherin in einem somalischen Lebensmittelgeschäft in Rom angesprochen und gefragt, ob sie bereit wäre, mit uns in einem Café über Beschneidung zu sprechen. Layla willigt sofort ein und geht mit in ein nahe gelegenes Café. Sie ist Ende 20 Jahre alt, aus ihrer Heimat über den Sudan nach Libyen geflohen, wo sie ein Jahr lebt und weiter nach Lampedusa in Italien flieht. Seit 2004 lebt sie in Italien.

Layla erzählt viel und sehr schnell, springt in ihren Erzählungen von einem Thema zum nächsten und erzählt immer wieder nur kurze Sequenzen. Sie spricht so schnell, dass meine Dolmetscherin an vielen Stellen nachfragen muss, weil der Zusammenhang missverständlich ist. Trotzdem bleibt am Ende des Interviews, selbst nach wiederholtem Lesen der deutschen Übersetzung einiges unklar. Layla äußert zu Beginn des Gesprächs, ausschließlich Italienisch sprechen zu wollen, obwohl meine Dolmetscherin ihr anbietet, auch auf Somali kommunizieren zu können. Layla gibt an, nicht Somali sprechen zu wollen, aus Angst als Zugehörige eines Unterclans identifiziert zu werden. Aufgrund ihres somalischen Dialektes könne herausgehört werden, dass sie einem Subclan angehöre, was für sie zur Folge hätte, feindlichen Angriffen innerhalb der somalischen Geflüchteten und Migrant_innen in Rom ausgesetzt zu sein.

Laylas Geschichte verdeutlicht, wie groß die Angst somalischer Geflüchteter ist, zurück nach Somalia geschickt zu werden, und gibt eine Ahnung davon, wie wohl ihr Leben in Somalia ausgesehen haben muss, da sie trotz all der Widrigkeiten ein Leben in Italien bevorzugt.

> L: »Ich bin krank geworden und bin im Krankenhaus Columbus operiert worden. Sie haben mir etwas ausgeschnitten unten, ich hatte Gebärmutterhalskrebs. Ich kann gar nicht mehr arbeiten, ich habe ständig da unten Schmerzen. Ich habe keine Adresse, ich wohne in einem kaputten Haus, ich habe nicht einmal was zu Essen, ich bin überall gewesen, niemand hilft mir. Sie wollen nicht mal meinen Aufenthalt erneuern. Du musst eine Arbeit finden oder zurück in deine Heimat, sagen sie mir.«

Die Angst, wieder zurück zu müssen, dominiert Laylas Leben und führt dazu, dass sie in ständiger Abhängigkeit bleibt. Gefördert wird die Abhängigkeit durch mehrere Faktoren: Layla trifft in Italien auf ein System, das ihr aus dem eigenen Heimatland nicht bekannt ist, wie beispielsweise ein Gesundheitssystem oder die Möglichkeit, sich Unterstützung bei Beratungsstellen zu holen.

> L: »Wenn ich davon gehört hätte, wäre ich dahin gegangen. Bei der Frau, wo ich gearbeitet habe, wenn ich sie gefragt habe ›Wo soll ich mit meinen Schmerzen hingehen?‹ sie hat mir immer gesagt ›Es gibt niemanden, du sollst arbeiten. Sonst nehme ich jemand anderen für die Arbeit, eine, die nicht krank ist.‹, aber dann hätte ich kein Haus gehabt, keinen Platz zum Schlafen, also bin ich einfach ruhig geblieben.«

Des Weiteren kann sie zwar sehr gut Italienisch sprechen, doch kaum lesen und schreiben, was sie bei ihrer Suche nach Hilfe verstärkt in die Abhängigkeit anderer Personen bringt. Layla kann Informationen nicht noch einmal nachlesen oder Medien (wie Internet, Zeitungen) bei ihrer Suche nach Hilfe nutzen. Auch Hinweisschilder zu bestimmten Ämtern oder Beratungsstellen helfen Layla nur bedingt weiter. Informationen, die sie von anderen bekommt, muss sie sich merken, weil sie sie weder auf Somali noch auf Italienisch aufschreiben kann. Die Suche nach Arbeit oder Hilfe im Umgang mit ihren Schmerzen wird durch diese Faktoren deutlich erschwert, was dazu beiträgt, Layla in eben dieser verzweifelten Lage resignieren zu lassen. Hinzu kommen Laylas andauernde Schmerzen, die sie mit schmerzstillenden Mitteln betäubt. Die mit der Beschneidung zusammenhängenden, traumatisierenden Erlebnisse verdrängt sie oder bringt sie nicht miteinander in Verbindung.

> I: »Und deine gesundheitlichen Probleme kommen vorwiegend von deiner Beschneidung?«

> L: »Manchmal denke ich, dass das so sein könnte. Ich denke es manchmal. Ich war mal schwanger, es war aber eine Eileiterschwangerschaft und dabei ist ein wichtiges Blutgefäß kaputt gegangen und ich habe ganz viel Blut verloren. Zuhause war das, in Somalia. Es war

alles geschwollen, ich hatte so viele Infektionen. Ich wäre gestorben, wenn nicht ein Mann mich gerettet hätte.«

I: »Ein Arzt?«

L: »Ja. Er hat gesagt, innerlich wäre alles kaputt.«

Layla will nur ein sicheres Leben in Italien und eine Arbeitsstelle, doch wird sie immer wieder von der Vergangenheit eingeholt: Weder die Schmerzen noch die damit verbundenen Erlebnisse lassen sich abstellen, sie berichtet von schweren Krankheiten, ständigen Schmerzen, Vergewaltigung und Ärzt_innen, die ihr bereits in Somalia und auch in Italien die Hoffnung auf eigene Kinder genommen haben. Layla sucht verzweifelt nach einem Ausweg, sie sucht nach Menschen, Organisationen, Ärzt_innen, die ihr helfen, doch scheint sie niemanden zu finden. Doch am meisten ängstigt sie die Vorstellung, keine Kinder mehr bekommen zu können, sie kann nicht daran glauben, dass sie steril sein könnte. Diese Vorstellung macht Layla so traurig, dass wir das Interview abrechen, auch weil es nach und nach mehr einem Beratungsgespräch ähnelt als einem Interview.

Saida

Im Anschluss an das Interview mit Layla folgte ein weiteres mit Saida. Dieses Interview steht stark unter dem Eindruck des vorangegangenen Interviews mit Layla, von dem sowohl die Dolmetscherin als auch ich emotional noch sehr ergriffen sind. Auch das Interview mit Saida findet in einem Café statt. Saida ist schätzungsweise Mitte 30 Jahre alt und hat die ersten 25 Jahre ihres Lebens in einer somalischen Großstadt verbracht. Sie heiratete mit 15 Jahren und bekam in Somalia zwei Kinder. Sie ist dann ohne ihre Familie nach Saudi-Arabien und von dort aus nach Italien gegangen. Sie holt ihre Familie nach Italien nach. Saida erzählt nicht, was sie in Saudi-Arabien gemacht hat, auch über ihr Leben in Italien gibt sie lediglich an, noch ein weiteres Kind bekommen zu haben und Hausfrau zu sein. Sie sagt nicht wo sie wohnt, ob ihre Kinder hier zur Schule gehen oder ihr Mann Arbeit gefunden hat. Saida ist sehr wortkarg, beantwortet meist nur die gestellten Fragen, häufig nur mit ›ja‹ oder ›nein‹.

Sie erzählt wenig zu sich selbst und erweckt bis zum Ende des Interviews den Anschein, sich nicht wohl zu fühlen.

I: »Kannst du was zur Rolle der Beschneidung in Somalia sagen? Wie war das als du noch dort gelebt hast? Wurde darüber geredet?

S: »Es war dort normal.«

I: »Wird darüber geredet?«

S: »Nein.«

I: »Und wie ist das als kleines Kind, wird man da einfach mitgenommen von seiner Mutter oder irgendjemand, ohne dass jemand etwas erklärt oder dazu sagt oder wie ist das?«

S: »Ich glaube ich war ganz klein als ich beschnitten wurde.«

I: »Achso, du kannst dich nicht erinnern?«

S: »Nein.«

I: »Und kannst du dich auch nicht erinnern, dass du irgendwann einmal mit Freundinnen oder irgendjemandem darüber geredet hast oder mit deiner Mutter?«

S: »Nein!«

I: »Und als du geheiratet hast und Kinder bekommen hast, hast du da Probleme gehabt?«

S: »Nein.«

I: »Du hast gar keine Probleme gehabt mit deiner Beschneidung?«

S: »Was willst du wissen? Das ist alles normal! Für mich war das überhaupt kein Problem, die Hochzeit und die Geburt! Naja und bei Geburt, da werdet ihr doch auch geschnitten! Man muss genauso bei euch schneiden, dass das Kind raus kommt!«

Saidas ablehnende teilweise angriffslustige Haltung kann als Reaktion auf meine sehr direktiven, wenig Spielraum eröffnenden Fragen interpretiert werden. Noch deutlich unter dem Eindruck des vorangegangenen Interviews mit Layla, wird Genitalbeschneidung vom ersten Satz an problematisiert. Saida hat keine andere Wahl, als sich dieser Problematisierung anzuschließen oder sich deutlich davon abzuwenden – und sie entscheidet sich für letztere Variante. Immer wieder entsteht der Eindruck, dass Saida ganz bewusst die Strategie wählt zu betonen, keine Probleme mit Beschneidung zu haben und auch nicht genau zu wissen, welche Probleme Beschneidung überhaupt mit sich bringen kann. Auch wenn an manchen Stellen deutlich wird, dass Saida nicht so unwissend ist, besteht sie darauf, ahnungslos zu sein in ihrer Ahnungslosigkeit.

> S: »Ich weiß nicht, warum es verboten ist. Aber ich wüsste auch nicht, wo ich das heimlich machen könnte. Wenn ich aber mal zurückkehre nach Somalia und meine Tochter noch jung ist, dann mache ich es.«
>
> I: »Ja, klar, weil du der Meinung bist, dass es gut ist für deine Tochter.«
>
> S: »Ja. Man hat mir das doch auch angetan, das muss ich für sie auch machen, das ist unsere Tradition.«
>
> I: »›Angetan‹ klingt wie ›das war nicht schön‹, aber trotzdem willst du das deiner Tochter auch antun?«
>
> S: »Ich meinte, man hat mich auch beschnitten und ich mache das, weil es nun mal unsere Tradition ist.«

Sie räumt zwar ein, davon gehört zu haben, dass Genitalbeschneidung in Italien verboten sei, doch wisse sie nicht genau, warum. Wir als interviewende Personen scheinen bei Saida Ablehnung auszulösen, weil sie in uns zwei Frauen sieht, die die Beschneidung verurteilen und sie als ›Opfer‹ stigmatisieren. Um sich von uns und unserer Darstellung von beschnittenen Frauen abzugrenzen, beantwortet sie die Fragen nur sehr einsilbig und zieht sich zurück. Es entsteht eine Mauer zwischen uns, die ohne die generelle Problematisierung von Genitalbeschneidung vermutlich nicht entstanden wäre. Das Interview zeigt, wie sensibel Gespräche mit Betroffenen ablaufen müssen, um nicht – wie hier geschehen – eine unüberwindbare Distanz aufzubauen und den Kontakt zu den Frauen zu verlieren.

Zentrale Ergebnisse der Interviews mit Frauen

Die Auswertung der qualitativen Interviews mit den somalischen Frauen hat ergeben, dass die Frauen ganz unterschiedlich mit ihrer eigenen Beschneidung, der Bewertung der Praktik und den Konsequenzen derselben umgehen. Trotz des unterschiedlichen Umgangs sind einige Gemeinsamkeiten auszumachen, die nachfolgend genannt und im Anschluss erläutert werden. Die Rekonstruktion der Interviews hat gezeigt, dass

- Mädchenbeschneidung in Somalia als ›normal‹ beschrieben wird.
- die Migration in ein Genitalbeschneidung ablehnendes Land ein Einschnitt im Leben der interviewten Frauen ist, der sowohl negative als auch positive Veränderungen mit sich bringen kann.
- die interviewten Frauen im Einwanderungsland negative Erfahrungen im Umgang mit ihren beschnittenen Genitalien gemacht haben.
- die spezifische Situation von somalischen, geflohenen Frauen zu wenig Berücksichtigung findet.

Mädchenbeschneidung als gesellschaftlich etablierte Norm in Somalia

Aus den Interviews geht deutlich hervor, dass weibliche Genitalbeschneidung im Heimatland der Frauen als eine unhinterfragte Norm dargestellt wird, was sich auch daran zeigt, dass in Somalia noch 98% aller Mädchen und Frauen beschnitten sind. Zur Begründung des Eingriffs nennen die befragten Frau en Argumente wie weibliche Genitalbeschneidung diene zur Sicherung der Jungfräulichkeit und wäre zur Aufnahme in die soziale Gemeinschaft notwendig. Besondere Bedeutung habe die Infibulationsnarbe, da diese dem künftigen Ehemann als Beweis für die Jungfräulichkeit seiner Braut diene. Dies sei laut den interviewten Frauen auch der Grund, weshalb Männer nur eine infibulierte Frau heiraten wollten. Sara wünscht sich deshalb eine Gesellschaft – worunter sie vor allem somalische Männer fasst -, die Frauen mit unbeschnittenen Genitalien akzeptiert, ohne diesen zu unterstellen, sexuell ausschweifend zu sein. Offenbar werden unbeschnittene Frauen mit Attributen wie ›sexuell ausschweifend‹ oder ›untreu‹ belegt, während beschnittene als ›jungfräulich‹ und ›treu‹ gelten. Diese Konstruktionen tragen zum Erhalt der Praktik bei und zwingen Frauen zur Genitalbeschneidung. Gleichzeitig berichten die interviewten Frauen aber, dass es nicht die Männer seien, die den Eingriff für die Töchter organisieren und durchführen würden, diese Aufgabe käme den Frauen zu. Vergleichbar mit der von Spivak beschriebenen Witwenverbrennung (Castro Varela/Dhawan 2005 : 59) ordnen sich Frauen den patriarchalen Strukturen unter, die sie zu Hüterinnen der ›Tradition‹ machen und auf diese Weise für den Erhalt einer unterdrückenden Struktur sorgen. Entscheidet sich eine Frau dafür, ihre Tochter unbeschnitten zu lassen, droht der soziale Ausschluss. Der Druck der Gemeinschaft ist enorm, wie am Beispiel Sara deutlich zu sehen ist. Bereits junge Mädchen üben Druck auf unbeschnittene Gleichaltrige aus, indem sie sie mit der Begründung, ein ›schlechtes‹ Mädchen zu sein, aus ihrer Gemeinschaft ausschließen und beschimpfen. Saras Wunsch nach Zugehörigkeit ist größer als die Warnungen ihrer Mutter. Den Aussagen zufolge steht weibliche Beschneidung für soziale Zugehörigkeit und wird als ein bedeutender Teil der weiblichen Identität konstruiert.

Migration in ein Genitalbeschneidung ablehnendes Land ist ein tiefer Einschnitt

Die interviewten Frauen erzählen, dass sie bis zum Zeitpunkt der Einwanderung in ein europäisches Land mit beschnittenen Genitalien gelebt und diese als ›normal‹ betrachtet haben. Erst nachdem sie im Einwanderungsland mit Ärzt_innen oder Hebammen konfrontiert wurden, die schockiert oder unwissend auf ihre beschnittenen Genitalien reagiert haben, wurde den Frauen bewusst, dass sie nicht länger der Norm entsprachen. Die Auseinandersetzung mit der Tatsache, nicht länger der Norm zu entsprechen, kombiniert mit den teilweise negativen Reaktionen von Vertreter_innen der Mehrheitsgesellschaft des jeweiligen Einwanderungslands auf ihre beschnittenen Genitalien, führte bei den interviewten Frauen zu ganz unterschiedlichen Umgangsstrategien.

Mit der Einwanderung nach Deutschland wird für Sara ›normal‹ zu ›unnormal‹. Die Infibulationsnaht, ursprünglich Zeichen ihrer ›Reinheit‹ und ›Weiblichkeit‹, wird im Einwanderungsland zu einer ›Verstümmelung‹. Sara beginnt den Eingriff zu hinterfragen, stellt sich die Sinn- und Schuldfrage. Dieses Hinterfragen geht mit tiefem Bedauern über die damals getroffene Entscheidung und der Enttäuschung einher, von der eigenen Mutter nicht ausreichend beschützt worden zu sein. Saras zeigt sich besonders bei der Frage nach der Schuld ambivalent, ein Verhalten, das von Strenge als »Betrayal-Trauma« (Strenge 2013:328) bezeichnet wird. Folgt man den Ausführungen Strenges, wird ein solches Trauma durch die Beschneidung in der Kindheit ausgelöst, da die Mädchen mit diesem Eingriff einen tiefen Bindungsverlust zu den Eltern erleben. Die Erfahrung, von den primären Schutzpersonen nicht beschützt worden zu sein, traumatisiert die Mädchen – ein Trauma, das sich in der wiederkehrenden Schuldfrage äußern kann. Hinzu kommt, dass immigrierte Frauen den gesellschaftlichen Kontext, in dem der Eingriff seine Bedeutung hatte, verlassen haben und im Einwanderungsland zu dem Bewusstsein kommen, durch den Eingriff einen Teil ihres Körpers verloren zu haben. Diese Bewusstwerdung kann laut Strenge zu einer Retraumatisierung, einem zweiten »Betrayal-Trauma« führen (Strenge 2013:332), da der Eingriff im Einwanderungsland seine Bedeutung verliert. Die eingewanderten Frauen fühlen sich betrogen, da ihnen bewusst wird, dass sie durch den Eingriff nichts gewonnen, sondern im Gegenteil, vieles verloren haben. Auch Asefaw (2008) hält als ein Ergebnis ihrer Studie fest, dass die interviewten eritreischen Frauen, die ihr Heimatland verlassen haben, psychisch mehr leiden als die, die in Eritrea geblieben sind. Fraglich bleibt allerdings, ob die psychischen Folgen tatsächlich erst nach dem Verlassen des gesellschaftlichen Kontextes auftreten oder ob die

Frauen nicht schon im Heimatland unter psychischen Folgen leiden, diese aber nicht diagnostiziert werden. In Saras Fall zeigen die wiederkehrende Schuldfrage und das tiefe Bedauern über ihre vermeintliche Entscheidung für den Eingriff, dass Sara von einer psychologischen Begleitung im Umgang mit dem erlittenen Trauma profitieren könnte.

Des Weiteren zeigen die durchgeführten Interviews, dass es noch immer zu wenige Gynäkolog_innen und Hebammen gibt, die im Umgang mit infibulierten Frauen geübt sind. Die Interviewpartnerinnen berichten entweder von Gynäkolog_innen untersucht worden zu sein, die sich von ihren Genitalien schockiert gezeigt haben, oder von Hebammen, die ihnen während des Geburtsverlaufs nicht professionell zur Seite stehen konnten, da sie zu wenig Informationen im Umgang mit infibulierten, gebärenden Frauen hatten. Ergebnisse, die sich auch mit den Forschungen Asefaws (2008) und Grafs (2012) decken (Asefaw 2008 : 74; Graf 2012 : 147). Die Ergebnisse Grafs, in Kombination mit den Erfahrungen der interviewten Eritreerinnen und Somalierinnen zeigen, dass medizinische Fachkräfte noch immer zu wenig über den Umgang mit beschnittenen Frauen informiert sind. Beschnittene Frauen können sich in Deutschland demnach nicht darauf verlassen, professionell medizinisch versorgt zu werden. Dies beinhaltet nicht allein die Behandlung möglicher physischer Konsequenzen. Aus Sicht der interviewten Frauen sollte die medizinische Begleitung außerdem mit mehr Informationen zu den Konsequenzen weiblicher Genitalbeschneidung verbunden sein. Ebenso wünschen sich die Interviewpartnerinnen, dass mehr somalische Frauen in die Beratung und Begleitung eingebunden werden, da es dann möglich wäre, die Gespräche auf Somali durchzuführen. Dies würde außerdem den weiteren Vorteil mit sich bringen, dass keine Familie aufgrund mangelnder Sprachkenntnisse von Informationen ausgeschlossen bliebe. Ein weiterer wichtiger Aspekt ist, dass der Umgang mit beschnittenen Frauen von einer angemessenen Haltung geprägt sein sollte. Möchte man erreichen, dass beschnittene Frauen die Informationen annehmen und die Notwendigkeit des Eingriffs hinterfragen, ist ein offener und wertschätzender Kontakt besonders wichtig.

Die Interviews mit den befragten somalischen Frauen zeigen jedoch auch, dass es Frauen gibt, die angeben, keine Probleme mit ihren beschnittenen Genitalien zu haben. So benennt Saida zwar während der Geburt ihrer Kinder geschnitten worden zu sein, doch, betont sie, handle es sich dabei um einen Vorgang, den auch unbeschnittene Frauen durchlaufen müssten. Die Problematisierung weiblicher Genitalbeschneidung ist aus ihrer Sicht nicht notwendig. Eine solche Reaktion kann als Schutzbehauptung interpretiert werden, um sich von der ›westlich‹ geprägten, stigmatisierenden Vorstellung des ›hilflosen Opfers‹ abzugrenzen. Es ist jedoch auch möglich, dass infibulierte Frauen nicht zwingend unter negativen Konsequenzen des Eingriffs leiden. Ebenso möglich ist, dass gesundheitliche Schwierigkeiten nicht mit der Beschneidung in Verbindung gebracht werden, so wie beispielsweise Layla äußert, sich nicht sicher zu sein, ob der Eingriff tatsächlich mit ihren gesundheitlichen Schwierigkeiten zusammenhängt. Sie berichtet zwar während des gesamten Interviews von gesundheitlichen Problemen, zeigt sich am Ende des Interviews aber unsicher bezüglich der Frage, ob sie eine Verbindung zu Genitalbeschneidung sehen würde. Dies zeigt, wie auch in den beiden bereits genannten Studien von Asefaw (2008) und Behrendt (2004), dass Unwissenheit über den Eingriff und dessen Folgen besteht und medizinische Konsequenzen nicht zwingend mit dem Eingriff in Verbindung gebracht werden. Bei Layla scheint jedoch hinzuzukommen, dass sie versucht, ihre Schmerzen beziehungsweise die damit zusammenhängenden Ereignisse, wie ihre Beschneidung und die Vergewaltigung, zu verdrängen. Sie spricht von Arbeit, an die der sichere Aufenthalt in Italien geknüpft sei und dass all das immer wieder von ihren starken Schmerzen durchkreuzt würde, die sie aber mit Schmerzmitteln zu betäuben versucht. Erst am Ende des Interviews brechen die mit den genannten Erlebnissen verbundenen Emotionen heraus und sie beginnt zu weinen. Laylas Verdrängungsmechanismus, den Strenge ebenso als einen möglichen Umgang mit der erlittenen Traumatisierung nennt (Strenge 2013 : 328), scheint Layla so lange vor der Erinnerung zu schützen, wie sie nicht von den Erlebnissen berichten muss. Layla schildert ihr Leben als Geflüchtete als ein Leben voller Gewalt, Verzweiflung und Angst, das sich auch der nach der Einwanderung nach Italien nicht zum Besseren wendet. Berichte zur Situation von Geflüchteten in Italien zeigen, dass Laylas Situation beispielhaft für die vieler Geflüchteter in Italien ist. Geflüchtete oder Asylsuchende wohnen in baufälligen Häusern und leben häufig in Armut, da sie keine staatliche Unterstützung erhalten und kaum eine Chance auf dem italienischen Arbeitsmarkt haben. Hinzu kommt, dass Layla eine infibulierte Frau ist, die unter schweren medizinischen Konsequenzen des Eingriffs leidet. Ihr Beispiel zeigt, dass die spezifische Situation, in der sich beschnittene, asylsuchende Frauen befinden, im Asylverfahren, der Beratung und Begleitung von Geflüchteten und Asylsuchenden zu wenig berücksichtigt wird. Die gesundheitliche Situation, in der sich Layla aufgrund der ihr widerfahrenen geschlechtsspezifischen Gewalt (weibliche Genitalbeschneidung und Vergewaltigung) befindet, scheint entweder nicht als Asylgrund zu zählen oder Frauen werden nicht darüber informiert, dass geschlechtsspezifische Fluchtgründe Asylgrund sein können. Außerdem zeigt sich an Laylas Beispiel die Überlagerung gesellschaftlicher Macht- und Herrschaftsverhältnisse besonders deutlich. In ihrer von Diskriminierung geprägten Situation reicht es nicht aus, die einzelnen Kategorien (wie beispielsweise Nation oder Geschlecht) einzeln zu betrachten und für das Zustandekommen ihrer schwierigen sozialen Situation zu analysieren, die intersektionale Perspektive ist hier von Bedeutung. Die restriktiven Gesetze der Asylpolitik spiegeln gesellschaftliche Macht- und Herrschaftsverhältnisse wider, deren Auswirkungen Layla spürt und benennt. Hinzu kommen die Folgen der körperlichen Gewalt, die Layla erfahren hat, die aber im Rahmen der Gesetzgebung keine Rolle zu spielen scheinen. Doch hindern diese sie daran, einer Arbeit nachzugehen und sich – zumindest ein Stück – aus den diskriminierenden Strukturen zu lösen. Arbeitslos zu sein, wirkt sich auf ihren Aufenthaltsstatus und ihre Wohnsituation aus. Beides, so berichtet Layla, ist wiederum an die gesundheitliche Versorgung gekoppelt. Der tägliche Kampf, neue Wege aus der nahezu ausweglosen Lage zu finden, sorgt für Laylas Verzweiflung und Trauer.

Im Gegensatz zu Layla oder Saida, steht Ayaan. Sie lebt seit vielen Jahren in England und ist sich der gesundheitlichen Konsequenzen einer Infibulation bewusst. Als langjährig tätige Krankenschwester kennt sie die Auswirkungen des Eingriffs sowohl aus beruflicher als auch aus eigener Erfahrung. Sie benennt die Schwierigkeiten detailliert und geht gleichzeitig darauf ein, wie ein professioneller medizinischer Umgang mit infibulierten Frauen auszusehen hat. Sie betrachtet den Umgang mit infibulierten Frauen sehr pragmatisch, beschränkt ihn auf die physischen Folgen und die notwendigen medizinischen Interventionen. Im Vordergrund des Umgangs mit weiblicher Genitalbeschneidung steht für sie daher allein der medizinische Umgang mit infibulierten Frauen – die Bewertung einer in Somalia etablierten Norm spielt vor diesem Hintergrund eine untergeordnete Rolle, so wie auch ihr persönliches Erleben bezüglich der am eigenen Körper erfahrenen Konsequenzen der Infibulation.

Nadifa dagegen geht wenig auf die medizinischen Folgen des Eingriffs ein. Sie wünscht sich, dass beschnittene Frauen in Zukunft so ›normal‹ wie Unbeschnittene behandelt werden und meint damit nicht alleine den Umgang mit den aus dem Eingriff resultierenden Folgen. Ihr geht es im Besonderen um die Bewertung einer gesellschaftlich etablierten Norm, die je nach Perspektive unterschiedlich ausfällt. Nadifa ärgert sich über den ›europäischen‹ Blick auf weibliche Genitalbeschneidung, da sich dieser durch ›westliche‹ Arroganz auszeichne und davon geprägt sei, die Überlegenheit ›europäischer‹ Normen hervorzuheben. Dieses Verhalten erinnert Nadifa an Kolonialzeiten, in denen Somalier_innen, wie sie sagt, »zu Gast im eigenen Land« gewesen seien. Das Interview mit Nadifa spiegelt einige Erkenntnisse postkolonialer Studien und Kritischer Weißseinsforschung wider. So ärgert sie sich einerseits über den ›europäischen‹ Blick auf ihr Heimatland Somalia, der davon geprägt sei, aus den Somalier_innen eine homogene Einheit zu konstruieren und diese dann im Vergleich zum vermeintlich ›zivilisierten‹ Europa herabzustufen. Dieser Prozess zeichnet sich durch Macht- und Herrschaftsverhältnisse aus (Castro Varela/Dhawan 2005: 34) und diente zur Rechtfertigung der Kolonisierung bestimmter Bevölkerungsgruppen und tut dies noch bis heute. Andererseits sagt sie, dass auch der Diskurs über weibliche Genitalbeschneidung in der Schweiz und der daraus resultierende Umgang mit beschnittenen Frauen von einer herabwürdigenden Haltung geprägt seien. Folgt man in diesem Zusammenhang der Kritischen Weißseinsforschung, empfindet Nadifa den, wie sie es bezeichnet, ›europäischen‹ Umgang mit beschnittenen somalischen Frauen herabwürdigend, weil auch dieser mit einem Machtgefälle einhergehe. Die Konstruktion Weißer als ›natürlich‹ überlegene Norm und die damit verbundene Vorstellung, Schwarze seien nach weißem Vorbild zu »erziehen und zivilisieren« (Arndt 2005:26), bringt eine Herabstufung Schwarzer Menschen mit sich, die aus Nadifas Sicht den ›europäischen‹ Umgang mit somalischen Frauen prägt. Frauen wie Nadifa vertreten die Meinung, dass die Arbeit gegen weibliche Genitalbeschneidung von Betroffenen solange nicht angenommen werde, wie sie das Gefühl von Unterlegenheit vermittelt bekommen würden – Beschnittene ›normal‹ zu behandeln, heißt aus ihrer Sicht, die Herabwürdigung somalischer Normen abzulegen und aufzuhören, Menschen somalischer Herkunft nach ›europäischem‹ Vorbild erziehen zu wollen.

Trotz der genannten Schwierigkeiten, die sich mit der Migration in ein Genitalbeschneidung ablehnendes Einwanderungsland für beschnittene Frauen ergeben können, verdeutlichen die Interviews auch, dass das Leben im Einwanderungsland Chancen birgt. Die Einwanderung bietet den Frauen die Möglichkeit, den Eingriff erstmals kritisch zu hinterfragen und sich bei ihren eigenen Töchtern dagegen zu entscheiden. In Somalia dagegen wäre eine solche Entscheidung nahezu unmöglich, zumal der Eingriff als solcher meist unhinterfragt tradiert wird. Einzelne Personen, wie beispielsweise Saras Mutter, hätten daher kaum eine Chance, ihre Töchter vor dem Eingriff zu schützen. Im Einwanderungsland dagegen besteht die Möglichkeit, sich über die physischen und psychischen Konsequenzen zu informieren. Die Informationen, gegebenenfalls kombiniert mit Beratungsgesprächen, bieten den Frauen und ihren Familien die Gelegenheit, den Eingriff im Hinblick auf mögliche Konsequenzen – dies betrifft sowohl die physischen und psychischen als auch strafrechtlichen

Konsequenzen – noch einmal neu zu bewerten. Im Fall der Interviewpartnerinnen, die bereits Töchter hatten, zeigt sich, dass sich alle dafür entschieden haben, den Eingriff nicht durchführen zu lassen. Während die Mehrheit der Frauen aufgrund der negativen Folgen, die der Eingriff für ihre Töchter haben kann, zu dieser Entscheidung gekommen ist, hat eine Interviewpartnerin aus Angst vor strafrechtlichen Konsequenzen entschieden, den Eingriff, solange sie sich im Einwanderungsland aufhält, nicht durchführen zu lassen. Die Aussagen der Frauen verdeutlichen, dass die Migration in ein weibliche Genitalbeschneidung ablehnendes Einwanderungsland für Mädchen bedeuten kann, unbeschnitten zu bleiben.

Zentrale Ergebnisse der Interviews mit Männern

Die Aussagen der männlichen Interviewpartner zeigen ebenfalls, dass Mädchenbeschneidung in Somalia als eine stark verwurzelte ›Tradition‹ präsentiert wird, ein Eingriff, der nicht einfach abzuschaffen ist. Die Männer betonen, dass die Praktik nicht hinterfragt und nicht diskutiert würde. Selbst Fragen zur Mädchenbeschneidung dürften nicht gestellt werden, weil sonst der Eindruck entstehen könne, man sei gegen den Eingriff. In Somalia ist es schlicht ein Tabu, über Mädchenbeschneidung zu sprechen. Im jeweiligen Einwanderungsland verhielte es sich dagegen anders, da wäre es möglich, über Mädchenbeschneidung zu diskutieren, die Praktik in Frage zu stellen und sich dagegen zu entscheiden. In England, der Schweiz und Deutschland habe es sich herumgesprochen, dass es ein verbotener Eingriff sei. Aufklärungsbedarf bestünde dagegen unter somalischen Geflüchteten, die noch im Flüchtlingswohnheim wohnen würden oder erst vor kurzer Zeit angekommen seien. Da sei vermehrt Aufklärung nötig, am besten in der Muttersprache und von einer weiblichen Person.

Dieser Eindruck festigt sich im Hinblick auf Italien. Dort erzählen die beiden Somalier_innen, wie schwer das Überleben für Geflüchtete in Italien ist. Niemand würde sich um sie kümmern, sie hätten oft keine Unterkunft oder wohnten in baufälligen Häusern ohne Strom und Wasser. Arbeit zu finden sei ebenfalls sehr schwierig. Vor diesem Hintergrund würde Mädchenbeschneidung erst einmal zu einem Randproblem. Dennoch litten Frauen unter den Folgen ihrer Beschneidung, doch wüssten diese Frauen laut meiner Interviewpartner nicht, wohin sie sich mit ihren gesundheitlichen Schwierigkeiten wenden können. Erschwerend käme hinzu, dass es ein sehr intimes und schambesetztes Thema sei, über das die Frauen nicht einfach sprächen. Die Einschätzung der Interviewpartner ist, dass Mädchenbeschneidung zwar nicht an erster Stelle steht, wenn Geflüchtete immigrieren, es sich jedoch um einen Aspekt handelt, unter dem etliche Frauen leiden, die Unterstützung benötigen.

Aus den Interviews mit den Männern geht auch hervor, dass Mädchenbeschneidung ein gesellschaftliches Problem ist, allerdings hätten laut der Interviewpartner besonders die (älteren) Frauen die Entscheidungsmacht darüber, ob und in welcher Form Mädchen beschnitten würden, weniger die Männer. In Somalia würde aber nicht die Frage diskutiert, ob die Töchter beschnitten werden sollen oder nicht, es wird lediglich über den Typ der Beschneidung gesprochen. Diesbezüglich geben meine Interviewpartner an, dass Frauen stärker zur Infibulation tendierten als Männer. Die Erzählungen der Männer zeigen außerdem, dass auch sie unter der Infibulation ihrer Frauen leiden, was sich besonders in der Hochzeitsnacht niederschlägt. Insgesamt wirke sich die Infibulation auf das Sexualleben aus, da infibulierte Frauen mehr Schmerzen als Spaß beim Geschlechtsverkehr empfinden würden.

Als letzter Punkt ist hervorzuheben, dass alle Interviewpartner die Beschneidung von Mädchen ablehnen, einige von ihnen setzen sich auch dafür ein, die Praktik zu beenden. Im Gegensatz zu den weiblichen Interviewpartnern rechtfertigen die Männer den Eingriff nicht. Sie betrachten die Arbeit gegen Mädchenbeschneidung auch nicht als Angriff auf die somalische ›Kultur‹, das somalische Volk oder ihre Person. Stattdessen fordern sie noch mehr Aufklärungsarbeit mit dem Ziel, die Menschen schnellstmöglich davon zu überzeugen, ihre Töchter nicht beschneiden zu lassen. Vermutlich ist es den Männern leichter möglich, die Praktik abzulehnen, da sie nur indirekt betroffen sind, sie verkörpern die Beschneidung nicht. Die ›westliche‹ Darstellung weiblicher Genitalbeschneidung als ›Verstümmelung‹ bringt Männer nicht unter denselben Rechtfertigungsdruck wie Frauen, da es sich nicht um einen Teil ihrer Identität handelt. Frauen verkörpern die Praktik und so wird jeder Angriff auf Mädchenbeschneidung zu einem Angriff auf sie selbst.

Zusammenschau aller Ergebnisse

Im nachfolgenden Teil werden die Ergebnisse der quantitativen Untersuchung mit den zentralen Ergebnissen aus den Interviews der somalischen Frauen und Männer zum Thema weibliche Genitalbeschneidung miteinander verbunden und diskutiert.

Weibliche Genitalbeschneidung als bedeutender Teil zur Konstruktion von Weiblichkeit

Aus Sicht der interviewten somalischen Frauen und Männer handelt es sich bei weiblicher Genitalbeschneidung um einen in ihrem Heimatland Somalia als ein ›normal‹ betrachteten Eingriff. Begründet wird diese Norm mit der Argumentation, Mädchen würden erst durch diesen Eingriff zu ›reinen‹ und ›treuen‹ Frauen werden. Folgt man der im Kapitel *Theoretischer Rahmen* aufgezeigten Konstruktion von Weiblichkeit, wird weibliche Genitalbeschneidung in diesem Zusammenhang von der Gesellschaft instrumentalisiert. Ausgehend von der Annahme, das weibliche Genital sei in seiner natürlichen Anlage fehlerhaft und würde dafür sorgen, dass Frauen ihren sexuellen Trieben ausgesetzt blieben, wird weibliche Genitalbeschneidung als notwendiger Eingriff für heranwachsende Mädchen gesellschaftlich konstruiert. So wird ›normal‹ mit beschnittenen und vernähten Genitalien assoziiert und mithilfe machtvoller Diskurse zur Notwendigkeit. Im Gegensatz dazu steht das Genital einer unbeschnittenen Frau, das mit Zuschreibungen wie ›unrein‹ oder ›sexuell ausschweifend‹ belegt wird. Den noch unbeschnittenen Mädchen wird der Eingriff als Zeichen der Reinwaschung präsentiert, ohne den sie ›schmutzig‹ oder in anderer Weise fehlerhaft bleiben würden. Die Infibulationsnarbe wird zum Symbol dieser ›Reinheit‹ und von den Mädchen als erstrebenswerte Norm internalisiert. Das Zurechtschneiden weiblicher Genitalien spiegelt eine gesellschaftlich etablierte Vorstellung von ›normalen‹ Genitalien wider, die bei den einzelnen Mitgliedern der Gesellschaft zu dem Druck nach Anpassung führt, dem Wunsch aus einem vermeintlich ›abweichenden‹ Genital ein ›normales‹ zu machen.

Aus den Interviews mit den somalischen Frauen und Männern geht jedoch auch hervor, dass es möglich ist, diese Geschlechtskonstruktionen im Dialog (beispielsweise zwischen Ehepartner_innen) aufzulösen. In Somalia stellt weibliche Genitalbeschneidung eine Norm dar, die momentan nicht verhandelt, sondern unhinterfragt weiter tradiert wird. Im jeweiligen Einwanderungsland aber, so berichten die Interviewpartner_innen, ist es möglich, über weibliche Genitalbeschneidung zu sprechen und es wird auch möglich, den Eingriff zu hinterfragen. Im Rahmen dieser Gespräche können häufig genannte Argumente – wie »Männer wollen beschnittene Frauen« oder »Frauen wären ohne Beschneidung untreu« – diskutiert und aufgelöst werden. Die Interviews verdeutlichen, dass diese Gespräche letztlich zu einem Umdenken führen und eine kritische Perspektive im Hinblick auf weibliche Genitalbeschneidung entstehen kann. Des Weiteren geht aus den Interviews hervor, dass die männlichen Interviewpartner den Eingriff deutlicher ablehnen als die interviewten Frauen, was vermutlich daran liegt, dass Männer den Eingriff nicht mit ihrer Identität verbinden, die Ablehnung somit losgelöst von der eigenen Person erfolgen kann. Die Befragung von Fachkräften der beratenden Einrichtungen und Kliniken zeigt auch, dass die Zielgruppe der Jungen und Männer bislang noch wenig Beachtung findet. Es existieren zwar vereinzelt Angebote für sie, doch scheint die Arbeit in Richtung dieser Zielgruppe nur wenig vorangetrieben zu werden.

Neben der Konstruktion weiblicher Genitalbeschneidung als bedeutendem Teil weiblicher Identität wird der Eingriff als Teil der ›Kultur‹ dargestellt, was sich sowohl in den Äußerungen der Interviewpartner_innen, wie auch in der Literatur zum Thema niederschlägt. Aus postkolonialer Perspektive betrachtet stellt sich die Frage, inwieweit ›westliche‹ (feministische) Diskurse dazu beigetragen haben, weibliche Genitalbeschneidung als ›Kultur‹ oder ›Tradition‹ der ›Anderen‹ zu konstruieren. Aus

›westlicher‹ Perspektive wird dieses Phänomen zu einem ›kulturellen‹ Teil der ›Anderen‹ konstruiert und als Ausdruck ihrer Rückständigkeit bewertet. Ähnlich wie in Saids (1977) Analyse zur Konstruktion des ›Orients‹, dessen ›rückständige‹ Religion aus der Perspektive ›europäischer‹ Wissenschaftler_innen als Gegenstück zu Europa und dessen ›fortschrittlicher‹ Religion (Castro Varela/Dhawan 2005:30) beschrieben wird, werden Genitalbeschneidung praktizierende Bevölkerungsgruppen zu einer homogenen rückständigen Einheit konstruiert. Eine solche Perspektive bringt mit sich, dass die individuellen Erfahrungen und Umgangsweisen jeder Einzelnen nicht gesehen werden. Stattdessen werden die einzelnen Mitglieder Genitalbeschneidung praktizierender Bevölkerungsgruppen zu »Marionetten, die an den Fäden ihrer Kultur hängen« (Leiprecht 2004:9) und die angeblich unfähig sind, individuelle Entscheidungen zu treffen. Die Interviews mit den somalischen Frauen und Männern verdeutlichen aber, dass die einzelnen Mitglieder das Phänomen weiblicher Genitalbeschneidung durchaus differenziert betrachten und jede interviewte Person eine eigene Sichtweise und einen eigenen Umgang mit dem Eingriff gefunden hat. Besonders hervorzuheben ist, dass keine der interviewten Personen den Eingriff tatsächlich als Teil ›somalischer Kultur‹ versteht. Zwar wird weibliche Beschneidung erst einmal ›kulturell‹ begründet, doch zeigt sich im Verlauf des Gesprächs, dass dies ein vorgeschobenes Argument zu sein scheint, eines, das eventuell genutzt wird, um sich in Abgrenzung zu einer die Praktik ablehnenden Mehrheitsgesellschaft zu positionieren.

Hinzu kommt, dass das Phänomen in manchen ›westlichen‹ feministischen Diskursen zu DEM Zeichen von weiblicher Unterdrückung wird, was sich deutlich in der Benennung des Eingriffs als ›Verstümmelung‹ ausdrückt. Mit der Bezeichnung ›verstümmelt‹ gehen Zuschreibungen wie ›unvollständig‹ oder ›krank‹ einher, die aber im Gegensatz zu dem Bild stehen, das beschnittene Frauen selbst mit ihrer Beschneidung verbinden. Auch, wenn selbst betroffene Aktivistinnen dazu aufgerufen haben, den Eingriff als ›Verstümmelung‹ zu bezeichnen, zeigen die Interviews mit den Frauen deutlich, dass dies nicht für alle beschnittenen Frauen der passende Begriff ist. Schwarze, selbst betroffene Aktivistinnen stehen nicht stellvertretend für alle beschnittenen Frauen. Vielmehr sind sie Zugehörige organisierter, intellektueller, feministischer Gruppen, die sich dem ›westlichen‹ feministischen Diskurs anschließen und gehört werden. Ähnlich wie das bereits beschriebene Beispiel Spivaks zur Witwenverbrennung wird auch weibliche Genitalbeschneidung von manchen ›westlichen‹ Feministinnen genutzt, um Frauen als ›Opfer‹ patriarchaler Strukturen darzustellen.

Hürden und Chancen der Migration

Mit dem Verlassen ihres Heimatlandes verbinden die Interviewpartner_innen sowohl positive wie negative Veränderungen. In erster Linie werden die negativen Erfahrungen benannt, die sie mit Gynäkolog_innen oder Hebammen im jeweiligen Einwanderungsland gemacht haben. Im Zusammentreffen mit genannten Berufsgruppen wird den Frauen bewusst, dass sie als beschnittene Frauen nicht länger der gesellschaftlichen Norm entsprechen, mehr noch: Sie spüren eine ablehnende Haltung gegenüber dem für sie bislang positiv besetzten Eingriff. Die negativen Erfahrungen mit Ärzt_innen oder Hebammen, die schockiert auf ihre Genitalien reagieren, schildern die befragten somalischen Frauen als prägende Ereignisse im jeweiligen Einwanderungsland. Dies kann, wie Strenge es beschreibt, zu einem Identitätsverlust führen. Was im Heimatland noch als Ausdruck von Weiblichkeit positiv internalisiert war, kann nach der Migration als Verlust von Weiblichkeit erlebt werden. In Strenges Untersuchung wird deutlich, dass die Migration in ein Land, das weibliche Genitalbeschneidung ablehnt, zu erneuter Traumatisierung beitragen kann, weshalb eine psychologische Begleitung der Frauen wichtig sein kann. Neben den spezifischen Schwierigkeiten, die sich für beschnittene Frauen in einem Genitalbeschneidung ablehnenden Land ergeben können, ist im Allgemeinen darauf hinzuweisen, dass Migration als emotional belastender Prozess angesehen werden muss, da sich Migrant_innen einerseits von ihrer Herkunftsgesellschaft entfremden, gleichzeitig auf Widerstände in der Aufnahmegesellschaft stoßen. Der psychisch belastende Prozess der Migration wird demnach für beschnittene Frauen durch die ablehnende Haltung gegenüber weiblicher Genitalbeschneidung zusätzlich erschwert. Trotz der Ergebnisse dieser Untersuchungen bleiben beschnittene Frauen im Umgang mit den psychischen Konsequenzen noch weitestgehend alleine, da noch zu wenig Begleitung von beschnittenen Frauen durch qualifiziertes psychologisches Fachpersonal erfolgt. Darüber hinaus wird aus der quantitativen Erhebung und den Interviews mit den Frauen deutlich, dass noch zu wenige Gynäkolog_innen existieren, die über die Konsequenzen weiblicher Genitalbeschneidung informiert sind, ein Ergebnis, das sich mit den Ergebnissen der Dissertation Grafs (2012) deckt. Um aber eben genannte (Re-)Traumatisierung in Zukunft zu verhindern, ist die Aufklärung von Ärzt_innen und Hebammen zum Umgang mit beschnittenen Frauen von Bedeutung. Dieser zeichnet sich nicht nur durch die Kenntnis bestimmter physischer oder psychischer Konsequenzen aus, sondern auch durch die den Frauen entgegengebrachte Haltung. In Anlehnung an die Erkenntnisse postkolonialer Studien und der Kritischen Weißseinsforschung ist besonders darauf zu achten, den Eingriff nicht als Zeichen ihrer Rückständigkeit zu werten und betroffenen Frauen nicht herablassend und mit einer belehrenden Haltung zu begegnen, sondern dafür zu sorgen, dass Gespräche frei von Wertung und auf gleichberechtigter Ebene geführt werden.

Die Migration bringt neben der genannten negativen Erfahrung jedoch auch mit sich, dass ein Hinterfragen weiblicher Genitalbeschneidung möglich wird. Sowohl die interviewten Männer als auch die Frauen erzählen, dass im Rahmen der gesellschaftlichen Strukturen in Somalia Gespräche über weibliche Genitalbeschneidung nicht möglich gewesen seien. Erst im Einwanderungsland hätten sie über den Eingriff und dessen Folgen diskutieren und damit einen Prozess des Umdenkens einleiten können. Die mit diesen Gesprächen verbundenen Informationen zu den Konsequenzen des Eingriffs werden als zentrales Moment im Prozess des Umdenkens benannt. Auch die Angaben der Beratungsstellen und Kliniken zeigen, dass Informationsveranstaltungen und Gesprächsrunden in der Arbeit gegen weibliche Genitalbeschneidung von großer Bedeutung sind. Ebenso wird von Seiten der Einrichtungen bestätigt, dass es sinnvoll ist, diese Veranstaltungen innerhalb der Communities zu organisieren und dafür zu sorgen, dass sie in der jeweiligen Muttersprache stattfinden können.

Ein weiterer Aspekt, der deutlich wurde, ist, dass die interviewten Personen über das gesetzliche Verbot von weiblicher Genitalbeschneidung im jeweiligen Einwanderungsland informiert waren. Auch die befragten Beratungsstellen benannten das Gesetz in der Arbeit gegen Genitalverstümmelung als hilfreich, ein Ergebnis, das sich mit vorangegangenen Studien deckt und zeigt, dass die gesetzliche Situation ebenfalls zum Schutz bedrohter Mädchen beitragen kann. Gleichzeitig verdeutlicht die Untersuchung Behrendts (2010) aber, dass die Familien, die auf der Notwendigkeit der Beschneidung ihrer Töchter bestehen, den Eingriff im jeweiligen Heimatland durchführen lassen. Dies geben auch die somalischen Interviewpartner_innen an. Die gesetzliche Regelung scheint somit für im Ausland begangene Beschneidungen nicht zu greifen, da sie im Einwanderungsland weder kontrolliert noch angewendet wird.

Konsequenzen für Politik und Beratung

Die Ergebnisse der im Rahmen dieser Forschungsarbeit durchgeführten Untersuchungen lassen Schlussfolgerungen zu, die sowohl für die Politik als auch die pädagogische, psychologische und medizinische Beratung und Begleitung bedrohter und beschnittener Mädchen und Frauen von Bedeutung sind. Nachfolgend werden diese Konsequenzen dargestellt und begründet.

Finanzielle Förderung von Migrant_innenvereinen

Die Ergebnisse der quantitativen Erhebung zeigen deutlich, dass Migrant_innenvereine weniger Schwierigkeiten haben, Kontakt zu bedrohten und betroffenen Mädchen und Frauen und deren Familien herzustellen. Den Mitarbeiter_innen der Migrant_innenvereine ist in diesen Gesprächen möglich, die Beratung und Aufklärung in der jeweiligen Muttersprache durchzuführen, was auch die interviewten Frauen als wichtigen Gesichtspunkt in der Aufklärungsarbeit gegen weibliche Genitalbeschneidung benennen. Die Befragung der Einrichtungen verdeutlicht jedoch auch, dass Migrant_innenvereine nur über wenig finanzielle Mittel verfügen. Dies bringt mit sich, dass die meiste Arbeit ehrenamtlich oder auf Honorarbasis durchgeführt wird und am Ende nicht zur Sicherung des Lebensunterhaltes ausreicht. Im Hinblick darauf, dass diese Einrichtungen den besten Kontakt zu bedrohten und betroffenen Mädchen und Frauen herstellen können und somit dafür sorgen, dass eine umfassende Beratung und Begleitung der Zielgruppe möglich wird, ergibt sich die politische Forderung, diese Einrichtungen in Zukunft finanziell zu unterstützen. Die Arbeit der Migrant_innenvereine verdeutlicht weiter, dass es sinnvoll ist, mehr in die Familien und die Communities zu gehen, um Aufklärungsarbeit zu leisten. Eine Beratungsstelle aufzusuchen und sich dort Hilfe zu holen, ist ein nicht für alle Betroffene gangbarer Weg, vielleicht aus Angst nicht verstanden zu werden oder aus Scham oder aus Unwissenheit über die Existenz solcher Einrichtungen. Ein weiterer Vorteil der Arbeit in den Familien oder Communities ist, dass auf diese Weise auch die männlichen (Familien-)Mitglieder erreicht werden können. Im Hinblick darauf, dass die somalischen Interviewpartner_innen angeben, im Einwanderungsland über weibliche Genitalbeschneidung diskutieren zu können, wäre es wichtig, die Männer gegebenenfalls mit mehr Informationen zu den Konsequenzen des Eingriffs zu versorgen, um sie in ihrer Ablehnung zu stärken, damit sie sich in Gesprächen mit Befürworter_innen der Praktik besser durchsetzen können. So könnten sie nicht nur im Hinblick auf ihre eigenen Töchter, sondern auch als Vorbild oder als Vermittler zwischen einzelnen männlichen Mitgliedern der Communities oder einzelnen Familien genutzt werden. Vor dem Hintergrund, dass die Befragung der Einrichtungen ergeben hat, dass bedrohte Mädchen mit Angeboten nur schwer erreicht werden, spielen beide Elternteile beim Schutz bedrohter Mädchen eine wichtige Rolle. Insgesamt sollte vermehrt auf die Einbindung männlicher Gegner der Praktik in die Arbeit geachtet werden, da es ihnen, so wie es die männlichen Interviewpartner auch erzählen, in vielen Fällen leichter fällt, die Männer zu erreichen. Auch die Einbindung von Imamen kann in der Arbeit gegen Genitalbeschneidung vorteilhaft sein, um zu verdeutlichen, dass weibliche Genitalbeschneidung keine religiöse Pflicht darstellt, so wie dies eine Einrichtung in Italien handhabt.

Ebenso betonen die Interviewpartner_innen, dass Aufklärungsarbeit in den Flüchtlingswohnheimen wichtig sei, da die Menschen häufig nur schwer an Informationen herankommen. In Bezug auf bedrohte und beschnittene Mädchen und Frauen ist besonders bedeutsam, dass drohende Genitalbeschneidung zu einem anerkannten Asylgrund werden muss.

Um den Kontakt zu Betroffenen und deren sozialem Umfeld herzustellen, ist der Einsatz sogenannter interkultureller Vermittler_innen von Nutzen. In einigen Fällen wird darauf auch zurückgegriffen, doch scheint dies ein noch zu wenig genutztes Potential zu sein. Der Einsatz interkultureller Vermittler_innen sollte nicht an bestimmte Ausbildungs- oder Studienabschlüsse gekoppelt sein. Vielmehr sollte die Kompetenz im Vordergrund stehen, mit Menschen in einen offenen Dialog treten und die Gespräche in der jeweiligen Muttersprache führen zu können. Auch die interkulturellen Vermittler_innen sind für ihre Arbeit zu entlohnen.

Aufnahme der Thematik in die medizinische, psychologische und pädagogische Ausbildung

Die steigende Anzahl von genital beschnittenen Frauen nach Europa bringt mit sich, dass mit dem Phänomen weiblicher Genitalbeschneidung umgegangen werden muss. Eine bedeutende Rolle spielen dabei Berufsgruppen, die im Laufe ihrer Tätigkeit möglicherweise in Kontakt mit beschnittenen Frauen oder von Beschneidung bedrohten Mädchen kommen werden. Dies betrifft vor allem Ärzt_innen, Hebammen und Krankenschwestern/-pfleger. Laut Aussagen der interviewten Frauen wird Beschnittenen im Kontakt mit Gynäkolog_innen oder Hebammen erstmals bewusst, dass weibliche Genitalbeschneidung, im Besonderen die Infibulation, medizinische Schwierigkeiten mit sich bringen kann. Diese Untersuchungs- und/oder Behandlungssituation eröffnet genannten Berufsgruppen die Möglichkeit, betroffene Frauen über die Konsequenzen des Eingriffs und den medizinischen Umgang damit aufzuklären und zu begleiten. Da dies nur gelingen kann, wenn medizinische Fachkräfte im Umgang mit der Thematik geschult sind, ist die Aufnahme derselben in die Lehrpläne von Medizinstudent_innen und Hebammen unbedingt erforderlich. Nicht nur, um ihnen eine adäquate medizinische Behandlung zu ermöglichen, sondern auch, um in Zukunft irrationale Reaktionen von Gynäkolog_innen und/oder Hebammen zu vermeiden und Betroffene dadurch nicht bereits beim ersten Aufeinandertreffen zu verunsichern. Ein weiterer Vorteil ist, dass auf diese Weise auch zum Schutz bedrohter Mädchen beigetragen werden kann. Gynäkolog_innen, Hebammen oder Kinderärzt_innen stehen während der Schwangerschaft und in der Zeit danach in besonders engem Kontakt mit den Frauen. Hat eine beschnittene Frau ein Mädchen entbunden, kann dieser

Kontakt auch zu Gesprächen genutzt werden, um die Beschneidung der Töchter zu verhindern. Kinderärzt_innen müssen des Weiteren im Rahmen der verpflichtenden Kindervorsorgeuntersuchungen die Genitalien der Kinder untersuchen, eine Aufgabe, die sie bei jedem Kind haben. Kindern aus Genitalbeschneidung praktizierenden Bevölkerungsgruppen bekommen dadurch keineswegs eine sie diskriminierende Sonderstellung, da die Untersuchung der Genitalien nicht nur die Beschneidung weiblicher Genitalien verhindern oder aufdecken kann, sondern andere Krankheitsbilder oder auch sexuellen Missbrauch. Ferner ist die Aufnahme der Thematik in die Lehrpläne von Pädagogikstudierenden und Erzieher_innen wichtig, da diese, je nach Arbeitsfeld, ebenfalls im Kontakt mit Kindern und Jugendlichen und deren Familien stehen. Das Wissen um weibliche Genitalbeschneidung und das Vorgehen im Verdachtsfall kann zum Schutz bedrohter Mädchen beitragen. Den Ergebnissen der Interviews ist weiter zu entnehmen, dass die Aufnahme der Thematik in den Lehrplan des Faches Psychologie wichtig wäre, um betroffenen Frauen in Zukunft die Möglichkeit zu geben, psychologische Begleitung im Umgang mit den psychischen Folgen des Eingriffs nutzen zu können. Die Entscheidung einer solchen psychologischen Begleitung obliegt natürlich den Frauen, doch sollte im Kontakt mit Betroffenen bedacht werden, dass die Konfrontation mit den negativen Konsequenzen die Frauen psychisch belasten kann.

Für diejenigen, die sich nicht mehr in Ausbildung oder Studium befinden, wären Schulungen im Umgang mit beschnittenen und bedrohten Mädchen und Frauen wichtig. Im Rahmen dieser Schulungen sollte besonderes Augenmerk auf die den Frauen und Männern entgegengebrachte Haltung gelegt werden. Den Teilnehmer_innen muss vermittelt werden, dass Gespräche zu dieser Thematik frei von Wertung sein sollten und den Gesprächspartner_innen auf Augenhöhe zu begegnen ist. Die Gespräche sollten in erster Linie dazu da sein, die Position Betroffener zu verstehen, nicht, sie von Anfang an davon zu überzeugen, dass ihre Position schlecht ist. Schließlich sollte vermieden werden, Betroffene und ihr Umfeld einem Unterlegenheitsgefühl auszusetzen oder sie in Bedrängnis zu bringen, sich für ihre Norm rechtfertigen zu müssen. Bilder – wie ›bemitleidenswerte Opfer‹ – oder eine problematisierende Haltung der Praktik gegenüber lösen bei Betroffenen eventuell Rechtfertigungsdruck oder Ablehnung aus. Möchte man erreichen, dass beschnittene Frauen die Informationen annehmen und die Notwendigkeit des Eingriffs hinterfragen, ist ein offener und wertschätzender Kontakt wichtig. Drohungen und Verbote sind kontraproduktiv, stattdessen sollte den Frauen erklärt werden, warum Genitalbeschneidung negativ für sie und ihre Töchter ist.

Literatur

Ada Borkenhagen/Elmar Brähler (Hg.): Ada Borkenhagen: Designervaginas oder das geschönte Geschlecht; Band 95. Gießen 2010, 97-113.

Ada Borkenhagen/Elmar Brähler (Hg.): Daniela Dorndales de Andrade/Elena Jirovsky/Sara Paloni: Kosmetische Eingriffe und weibliche Genitalverstümmelung. Band 95. Gießen 2010, 167-182.

Ada Borkenhagen/Elmar Brähler (Hg.): Simone Preiß: Plastische Korrekturen im weiblichen Genitalbereich. Band 95. 2010, 81-96.

Alexander Mutschler: Eine Frage der Herrschaft. Betrachtungen zum Problem des Staatszerfalls in Afrika am Beispiel Äthiopiens und Somalias. Wien 2001.

Annegret Bäßler/Bernhard Wachall/Jens Ender: Eine Frage der Herrschaft. Somalia zwischen Krieg und Frieden in der zweiten Hälfte des 20. Jahrhunderts. Norderstedt 2006.

Alice Behrendt: Das Vorkommen Posttraumatischer Belastungsstörungen nach weiblicher Genitalbeschneidung. Unveröffentlichte Diplomarbeit. Universität Hamburg 2004.

Dagmar Filter/Jana Reich (Hg.): Anna-Katharina Meßmer: der Kampf um die Vulva hat begonnen. Band 4. 2012, 119-135.

Gabriele Winker/Nina Degele: Intersektionalität. Zur Analyse sozialer Ungleichheiten. Bielefeld 2009.

Fana Assefaw: Weibliche Genitalbeschneidung. Hintergründe, gesundheitliche Folgen und nachhaltige Prävention. Königstein/Taunus 2008: Ulrike Helmer Verlag.

Hanny Lightfoot-Klein: Der Beschneidungsskandal. Berlin 2003.

Karl-Heinz Meier-Braun/Reinhold Weber (Hg.): Karl-Heinz Meier-Braun: Deutschland Einwanderungsland. Stuttgart 2013, 15 27.

Karl Heinz Meier-Braun/Reinhold Weber (Hg.): Jochen Oltmer: Migration. Stuttgart 2013, 31-34.

Katharina Doris Strenge: Traumatisierung durch weibliche Genitalverstümmelung. Ein Prozessmodell unter besonderer Berücksichtigung der Migration. In: Trauma & Gewalt 7, Heft 4/2013, 324-337.

Jana Graf: Weibliche Genitalverstümmelung und die Praxis in Deutschland. Hintergründe - Positionierung zur Ethik - ärztliche Erfahrungen. Friedrich-Alexander-Universität Erlangen-Nürnberg 2013.

Judith Butler: Das Unbehagen der Geschlechter. Frankfurt /Main 1991.

Marianne Bechhaus-Gerst/Sunna Gieseke (Hg.): Susan Arndt: »The Racial Turn«: Kolonialismus, weiße Mythen und Critical Whiteness Studies. Frankfurt/Main 2006, 11-27.

Kimberle Crenshaw: Demarginalizing the Intersection of Race and Sex: A Black Feminist Critique of Antidiscrimination Doctrine, feminist Theory and Antiracist Politics. In: Feminism in the Law: Theory, Practice and Criticsm. The University of Chicago Legal Forum 1989, 139-167.

Marione Hulverscheidt: Weibliche Genitalverstümmelung. Diskussion und Praxis in der Medizin während des 19. Jahrhunderts im deutschsprachigen Raum. Frankfurt/Main 2002.

Maria do Mar Castro Varela/Nikita Dhawan: Postkoloniale Theorie. Eine kritische Einführung. Bielefeld 2005.

Michel Foucault: Der Wille zum Wissen. Sexualität und Wahrheit 1. Frankfurt/Main 1991.

Mithu M. Sanyal: Vulva. Die Enthüllung des unsichtbaren Geschlechts. Berlin 2009.

Paul Mecheril: Einführung in die Migrationspädagogik. Weinheim und Basel 2004.

Paula-Irene Villa: Sexy Bodies. Wiesbaden 2011.

Paula-Irene Villa/Julia Reuter (Hg.): Maria do Mar Castro de Varela/ Nikita Dhawan: Mission Impossible: Postkoloniale Theorie im deutschsprachigen Raum? Bielefeld 2010.

Rohland Anhorn/Frank Bettinger/Johannes Stehr (Hg.): Antke Engel/Nina Schuster: Die Denaturalisierung von Geschlecht und Sexualität. Queer/feministische Auseinandersetzung mit Foucault. Wiesbaden 2007, 135-155.

Rudolf Leiprecht/Anne Kerber (Hg.): Annita Kalpaka: Pädagogische Professionalität in der Kulturalisierungsfalle. Über den Umgang mit ›Kultur‹ in Verhältnissen von Differenz und Macht. Schwalbach am Taunus 2005, 387-406.

Ruth Becker/ Beate Kortendiek (Hg.): Paula-Irene Villa: (De)Konstruktion und Diskurs-Genealogie: Zur Position und Rezeption von Judith Butler. Wiesbaden 2008,141-152.

Shukria Dini: Geschlechterbeziehungen, Gesellschaft und Politik in Somalia. Berlin 2008. In: Heinrich Böll Stiftung, Schriften zur Demokratie, Band 6, 99-122.

Susan Arndt/Maureen M. Eggers/Grada Kilomba/Peggy Piesche (Hg.): Susan Arndt: Weißsein. Die verkannte Strukturkategorie Europas und Deutschlands. Münster 2005, 24-30.

Susan Arndt/Maureen M. Eggers/Grada Kilomba/Peggy Piesche (Hg.): Maureen M. Eggers: Rassifizierte Machtdifferenz als Deutungsperspektive in der Kritischen Weißseinsforschung in Deutschland. Münster 2005, 56-73.

Stuart Hall: The West and the Rest. 1994.

Terre des Femmes (Hg.): Christina Bauer/Marione Hulverscheidt: Gesundheitliche Folgen der weiblichen Genitalverstümmelung. Frankfurt/Main 2003, 65-81.

Terre des Femmes (Hg.): Regina Kalthegener: Strafrechtliche Regelungen in europäischen Staaten. Frankfurt/Main 2003, 187-194

Toubia Nahid: Female Circumcision as a public Health Issue. In: New England Journal for Medicine 331. 1994, 712-761.

Internetquellen

http://www.bundesaerztekammer.de/downloads/Empfehlungen_Genitalverstuemmelungen_20134.pdf

http://www.institut-fuer-menschenrechte.de/uploads/tx_commerce/Studie_Racial_Profiling_Menschenrechtswidrige_Personenkontrollen_nach_Bundespolizeigesetz.pdf

http://analepsis.files.wordpress.com/2013/08/hall-west-the-rest.pdf

http://www.uni-oldenburg.de/fileadmin/user_upload/paedagogik/personen/rudolf.leiprecht/Kulturtextveroeffentl..pdf

www.portal-intersektionalität.de

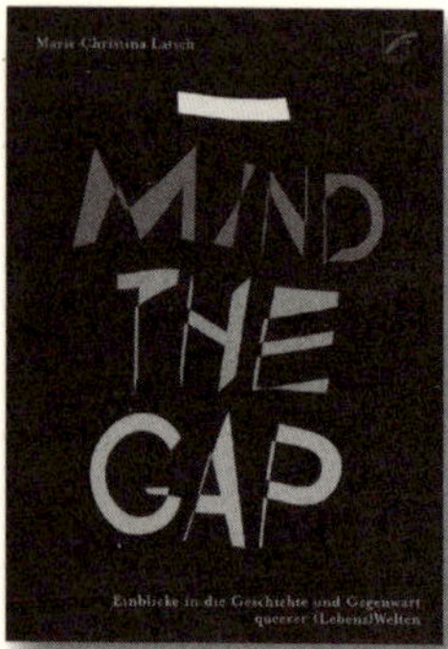

Marie-Christina Latsch

_ Mind the Gap

Einblicke in die Geschichte und Gegenwart queerer (Lebens) Welten

Großformat A4
164 Seiten | 19,80 €
ISBN 978-389771-304-8

Queere Identitäten und Stragien im Wandel der Zeit

_*Mind the gap* schafft Raum für Menschen und Handlungen, die nicht den heterosexuellen Normen von Körper, Geschlecht und Begehren entsprechen.
Das Buch erzählt, wann, wo und wie diese Menschen ihre Lebenskonzepte in eigener Form umgesetzt und damit gewaltig an den scheinbar so starren Kategorien Mann und Frau, Homo und Hetero gerüttelt haben und es heute noch tun.

»Queeres Denken und Handeln als Suchbewegung zum eigenen Begehren, als Spurensuche zum Selbst - darum drehen sich die Texte und Collagen der Designerin Marie-Christina Latsch. [...] Das ›Vorsicht, mind the gap!‹ aus der Londoner U-Bahn wird in diesem Buch zu ›Lasst uns die Zwischenräume erkunden, queer up your mind!‹«

Angelika Hilken & Hilke Bleeken, escape

» ... ein sehr schönes, großes und sympathisches Buch!«

Kathrin Leipold, fiber

Besonders wertvoll wird das Buch durch die nachskizzierten Biografien, in denen Latsch queere Prominenz von Gertrude Stein bis Kathleen Hanna vorstellt. [...] So werden Gegenentwürfe zum normierten System der Zweigeschlechtlichkeit nicht nur denkbar

Philippa Schindler, Missy Magazine